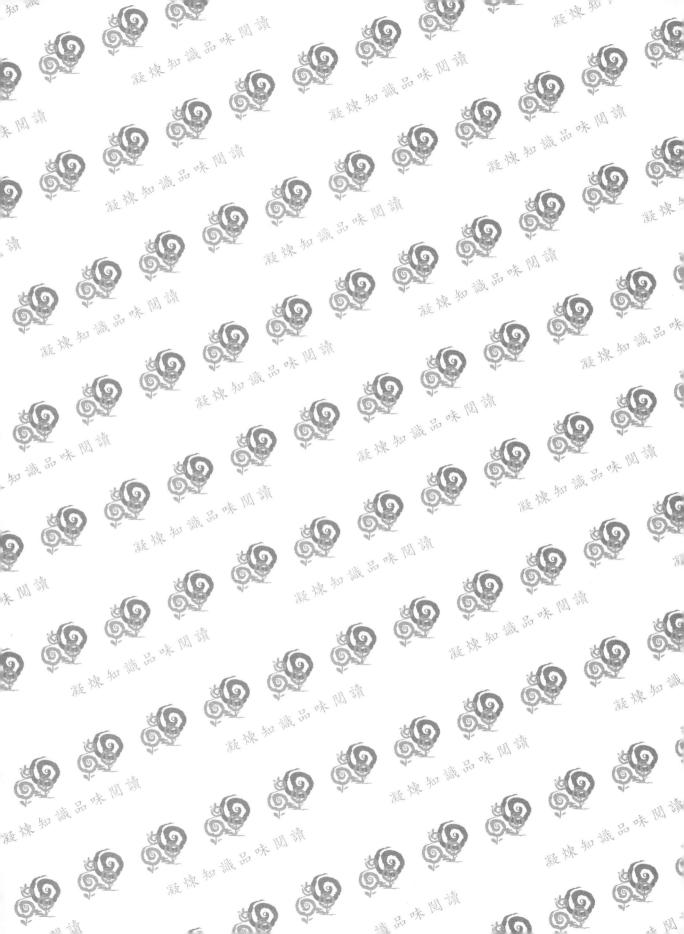

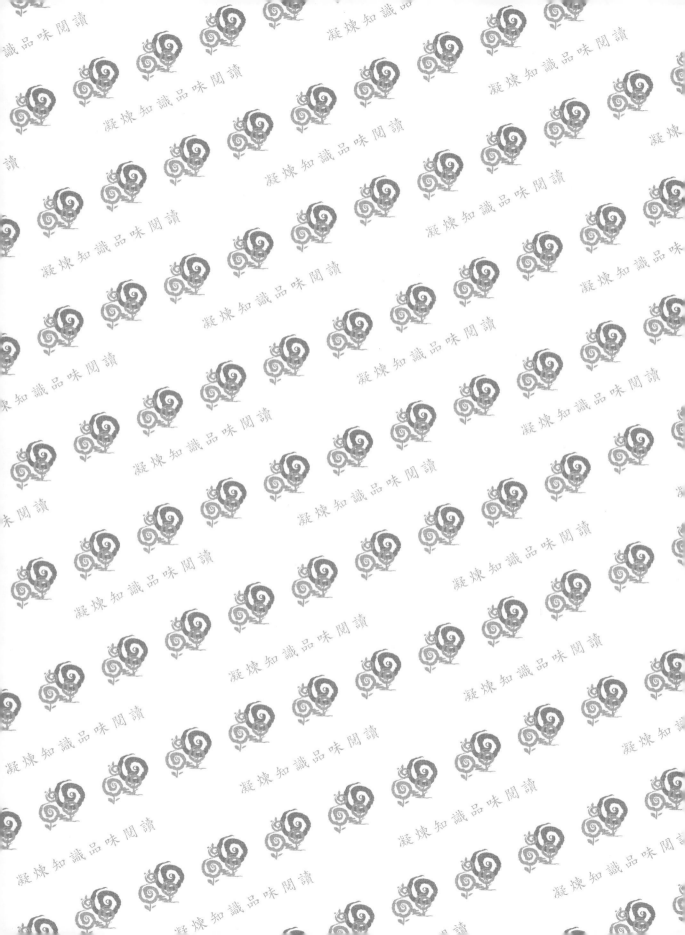

Quality Management in
Medical Laboratory Sciences

醫學檢驗
品質管理

五南圖書出版公司 印行

二版序

　　《醫學檢驗品質管理》一書自出版以來，承蒙各界的支持，一本集結國內醫學檢驗各領域專家學者共同撰寫的中文書，已成為國內學習醫學檢驗品質管理入門的重要書籍，同時也是許多醫護及生技相關人員重要的參考指南。近幾年由於生物技術及醫療器材的快速發展，法規的更新，各醫檢專業領域的變化極大，因此適時更新各章節的內容有其必要性。

　　第二版全書仍共分九章，涵蓋主要醫學檢驗專業領域，包括：高照村教授的總論，除更新CLSI與檢驗室品質管理有關之規範外，也介紹國際認證組織及實驗室被認證後的益處。李名世主任的臨床血液對於內部品管圖L-Jchart的製作有詳細說明。謝淑珠教授的臨床生化、血清、濫用藥物，楊雅倩教授的臨床鏡檢，柯建興秘書長的細胞診斷及病理組織，以及黃溫雅教授的團隊撰寫醫學分子檢驗章節，也都更新部分內容。蔡慧頻組長及王貞仁教授的臨床病毒檢驗也因近年病毒感染疫情的快速變化，增加許多內容。黃仰仰主任與陳瀅如醫檢師的血庫檢驗與作業的品質管理，以及李詩益醫檢師與吳俊忠教授的臨床細菌及真菌均全面改寫內容。這些章節的更新，清楚介紹當前「醫學檢驗品質管理」應具備的知識，將有助於整體檢驗品質的提升。

　　本書能獲得改版發行，除感謝各位專家學者在百忙中撥空參與更新章節外，五南圖書出版公司鼎力支持也一併感謝。本書雖經再三校正，仍難免有疏漏之處，有待各位先進不吝指正。

吳俊忠

亞洲大學醫學檢驗暨生物技術學系

總校閱序

　　正確的檢驗數據對於疾病預防、臨床診斷及治療成效扮演著重要的角色。每種檢驗方法皆存在許多不確定因素，其結果可能會影響檢驗數據的最後報告，進而影響臨床醫師的解讀及後續的治療，因此良好的品質管理在醫學檢驗就顯得格外重要。

　　臨床檢驗方法包羅萬象，分析方法從人工操作到自動化儀器皆有，而每個專業領域所涉及到品質管理方法也不盡相同。目前市面上與檢驗品質管理有關的內容，很少有一本專書來描述，分散在各個專業書籍。在與國內多位專家學者溝通後，大家認為，應該撰寫一本中文的醫學檢驗品質管理專書，以提供醫事檢驗工作者的參考及醫技系學生的學習。

　　本書集結全國各領域具實務經驗的專家學者，以淺顯易懂的文字撰寫。全書共分九章，涵蓋主要醫檢專業領域，包括：高照村教授的總論；李名世教授的臨床血液及血液凝固；謝淑珠教授的臨床生化、血清、毒物及藥物；黃仰仰主任的輸血醫學；楊雅倩教授的臨床鏡檢；鄧麗珍教授的臨床細菌及黴菌；王貞仁教授的臨床病毒；黃溫雅教授的醫學分子檢驗實驗室；柯建興技術長的細胞診斷及病理組織等章節，清楚介紹了當前醫學檢驗品質管理應具備的知識。

本書能如期出版，首先要感謝多位老師的支持，他們在百忙中抽空撰寫章節實屬不易。此外，五南圖書出版公司王俐文主編的鼎力支持，在此一併感謝。本書雖經再三校正，仍難免有疏漏之處，有待各位先進不吝指正。

成功大學醫學檢驗生物技術系教授

吳俊忠

中華民國一〇三年七月十七日

總校閱簡介

吳俊忠

- **現職：**

  亞洲大學醫學暨健康學院講座教授兼院長

  科技部「人體微生物相專案研究計畫」召集人

  美國微生物學院院士

- **學歷：**

  美國賓州費城天普大學微生物暨免疫研究所博士

  美國賓州費城湯姆斯傑佛遜大學臨床微生物研究所碩士

  美國賓州費城湯姆斯傑佛遜大學醫事技術學系學士

- **經歷：**

  陽明交通大學生物醫學暨工程學院院長

  陽明大學醫學生物技術暨檢驗學系講座教授、特聘教授兼主任

  成功大學醫學院行政副院長

  成功大學醫學院分子醫學研究所特聘教授兼所長

  成功大學醫學院醫事技術學系特聘教授兼主任

  成功大學傳染性疾病及訊息研究中心主任

  成功大學醫學院附設醫院病理部技正、總醫檢師、醫檢師

  教育部生物技術科技教育改進計畫分子檢驗教學資源中心召集人

  社團法人中華民國醫事檢驗師公會全國聯合會理事長、顧問

  台灣微生物學會理事長

  社團法人台灣醫事檢驗學會理事

  美國賓州費城湯姆斯傑佛遜大學附設醫院臨床微生物醫檢師

  台北馬偕醫院臨床檢驗室醫檢師

作者簡介

依姓名筆畫排序

王貞仁

• **現職：**
成功大學醫學院醫學檢驗生物技術學系教授
成功大學醫學院附設醫院病理部教授兼醫檢師
財團法人國家衛生研究院合聘研究員
台灣微生物學會理事
台灣病毒暨疫苗學會理事長
嚴重特殊傳染性肺炎中央流行疫情指揮中心委員

• **學歷：**
美國紐約州立大學微生物暨免疫學研究所博士
美國紐約州立大學微生物暨免疫學研究所碩士
臺北醫學院醫事技術學系學士

• **經歷：**
成功大學醫學院醫學檢驗生物技術學系教授兼系主任
臺北國泰綜合醫院醫檢師
衛生福利部傳染病防治諮詢會委員
衛生福利部醫療器材諮詢委員會委員
衛生福利部疾病管制署研究發展諮議會委員
財團法人醫藥品查驗中心審查業務指導顧問

李名世

• **現職：**
中山醫學大學附設醫院醫事檢驗科主任
中山醫學大學醫學檢驗暨生物技術學系兼任副教授
台灣醫事檢驗學會理事長全國認證基金會醫學實驗室認證資深評審員

醫院評鑑暨醫療品質策進會輔導教學醫院辦理臨床醫事人員培訓計畫專案小組委員

- **學歷：**

  美國維州歐道明大學醫技研究所實驗室管理組碩士

  臺北醫學大學醫事技術學系學士

- **經歷：**

  臺中榮民總醫院醫學檢驗部一般檢驗科主任

  台中市醫事檢驗師公會第八屆理事長

  台灣醫事檢驗學會（常務）理事、（常務）監事

  台灣醫事檢驗學會能力試驗委員會血液組召集人

李詩益

- **現職：**

  臺北榮民總醫院病理檢驗部微生物科醫檢師

- **學歷：**

  國防醫學院病理暨寄生蟲研究所碩士

  臺灣大學醫學院醫事技術學系學士

- **經歷：**

  臺北榮民總醫院病理檢驗部微生物科細菌組組長

  台北市醫事檢驗師公會理事

  三軍總醫院臨床病理科細菌組組長

  三軍總醫院臨床病理科分子生物診斷組醫檢師

  三軍總醫院臨床病理科細菌組醫檢師

柯建興

- **現職：**

  台灣醫事檢驗學會秘書長

  國際細胞學會會員兼指導評議委員

  中華民國醫事檢驗師公會全國聯合會常務理事

- **學歷：**

  中山醫學院醫技系畢業

  日本大東文化大學健康科學部臨床檢查學科畢業

- **經歷：**

  臺灣病理技術學會理事長

  和信治癌中心醫院病理檢驗部技術長

  祐民綜合醫院醫檢師

  日本大學附屬醫院駿河台分院臨床檢查技師

  林口長庚醫院病理科細胞醫檢師

  元培技術學院兼任講師

高照村

- **現職：**

  臺灣大學醫學檢驗暨生物技術學系兼任教授

- **學歷：**

  臺灣大學醫事技術學系學士

  美國辛辛那提大學訪問學者

- **經歷：**

  臺灣大學醫學檢驗暨生物技術學系教授

  臺灣大學醫事技術學系主任

  臺大醫院檢驗醫學部副主任

  臺大醫院檢驗醫學部緊急及急診檢驗科主任

  衛生福利部醫院評鑑暨教學醫院評鑑委員

  教育部醫學教育委員會醫技組委員

  大學校院及科技大學系所評鑑委員

  亞太臨床生化聯盟國家代表

  中華民國臨床生化學會理事長、秘書長

  中華民國醫事檢驗學會常務理事

  台北市醫事檢驗師公會理事

嘉義市天主教聖馬爾定醫院檢驗科主任

臺北市立仁愛醫院檢驗員

陳怡伶

- **現職：**

  成功大學醫學院附設醫院病理部分子診斷組醫檢師兼組長

  成功大學醫學檢驗生物技術學系兼任助理教授

- **學歷：**

  成功大學分子醫學研究所碩士

  中華醫事科技大學醫學檢驗生物技術系學士

- **經歷：**

  成功大學醫學院附設醫院病理部分子診斷組醫檢師

  成功大學醫學院附設醫院病理部血庫組醫檢師

  馬偕紀念醫院檢驗科醫檢師

  台南市醫事檢驗師公會理監事

陳菀莉

- **現職：**

  成功大學醫學院附設醫院病理部分子診斷組醫檢師

- **學歷：**

  成功大學分子醫學研究所碩士

  高雄醫學大學醫學檢驗生物技術學系學士

陳瀅如

- **現職：**

  臺北榮民總醫院內科部輸血醫學科醫事檢驗師

  台灣輸血學會理事／教育訓練委員會召集人

- **學歷：**

  陽明醫學院醫事技術學系學士

- **經歷：**

  臺北榮民總醫院內科部輸血醫學科醫事檢驗師

黃仰仰

  前臺北國泰綜合醫院檢驗科主任

- **學歷：**

  臺灣大學醫事技術學系學士美國阿拉巴馬州立大學（UAB）醫學中心血庫進修經歷：新竹國泰綜合醫院檢驗科主任

黃温雅

- **現職：**

  成功大學醫學院醫學檢驗生物技術學系特聘教授

  成功大學醫學院附設醫院病理部顧問醫檢師

- **學歷：**

  美國韋恩州立大學細胞與分子生物學博士

  美國韋恩州立大學細胞與分子生物學碩士

  陽明大學醫學生物技術暨檢驗學系學士

- **經歷：**

  成功大學醫學院醫學檢驗生物技術學系主任

  成功大學醫學院醫學檢驗生物技術學系助理教授、副教授

  美國德州大學西南醫學中心病理系博士後研究員

  美國德州大學西南醫學中心分子診斷實驗室訪問學者

楊淑清

- **現職：**

  成功大學醫學院附設醫院病理部分子診斷組醫檢師

- **學歷：**

  輔英科技大學醫學檢驗生物技術系碩士

  輔英科技大學醫學檢驗生物技術系學士

楊雅倩

- **現職：**

  臺灣大學醫學院醫學檢驗暨生物技術學系教授

  臺大醫院檢驗醫學部兼任醫檢師

  台灣組織相容免疫基因學會常務理事

  中華民國臨床生化學會理事

- **學歷：**

  臺灣大學醫學院微生物學研究所博士

  臺灣大學醫學院微生物學研究所碩士

  臺灣大學醫學院醫學檢驗暨生物技術學系學士

蔡慧頻

- **現職：**

  成功大學附設醫院病理部病毒組組長

  成功大學醫學院醫學檢驗生物技術學系臨床助理教授

- **學歷：**

  成功大學醫學院醫事技術學系碩士

  成功大學醫學院醫事技術學系學士

- **經歷：**

  成功大學附設醫院病理部病毒組醫檢師

  成功大學醫學院醫事技術學系助教

謝淑珠

- **現職：**

  成功大學醫學院醫學檢驗生物技術學系兼任教授

  成功大學醫學院附設醫院病理部特聘專家醫檢師

  成功大學醫學院附設醫院病理部品質管理委員會召集人

  成功大學醫學院附設醫院病理部生化組顧問

  中華民國臨床生化學會理事

- **學歷：**

  美國加州大學舊金山分校臨床檢驗科學研究所碩士

  臺灣大學醫事技術學系學士

- **經歷：**

  衛生福利部教學醫院醫事組教學評鑑委員

  成功大學醫學院醫事技術學系教授兼主任

  中華民國臨床生化學會常務理事

  台灣醫事檢驗學會常務理事

  臺北榮民總醫院醫學檢驗部生化科副技師、技師

  美國加州大學舊金山分校附設醫院臨床檢驗科學家

  臺灣大學附設醫院實診科技士

目錄

第三章 | **生化、血清與濫用藥物檢驗的品質管理**
（Quality Management in Clinical Chemistry, Serology and
Drug Abuse）⋯⋯⋯⋯⋯⋯⋯⋯⋯⋯⋯⋯⋯⋯⋯⋯⋯⋯⋯⋯ *41*

（謝淑珠 著）

第一章　總　論
（General Introduction）

高照村

內容大綱

相關品質管制名詞的解釋

品質管理的重要性

品質管理發展的歷史

世界衛生組織所訂定有關臨床檢驗室品質管理系統的要素

國際標準化組織所訂定有關臨床檢驗室品質管理的規範

臨床與實驗室標準協會所訂定有關臨床檢驗室品質管理的規範

學習目標

1. 了解相關品質管制名詞之意義

2. 了解品質管理的重要性

3. 了解品質管理發展的歷史

4. 了解世界衛生組織所訂定有關臨床檢驗室品質管理系統的要素

5. 了解國際標準化組織所訂定有關臨床檢驗室品質的規範

6. 了解臨床與實驗室標準協會所訂定有關臨床檢驗室品質的規範

一、名詞解釋

Accreditation（認證）：經由授權機構正式認可檢驗室有能力執行特定工作的步驟，除文件外尚觀察工作人員執行能力與正確的表現。

Accuracy（準確度）：測量值與目標值接近的程度。

Allowable total error（TEa，可容許總誤差）：每次測量時可容許的最小誤差，可參考 CLIA 88 對於能力試驗所訂定的值。

Analytical measurement range（分析測量範圍）：在一定可信度下待測物被測量出濃度之範圍。

Analytical sensitivity（分析靈敏度）：能區分待測物濃度細微變化的量測能力。

Analytical specificity（分析特異性）：在可能有干擾存在下將待測物準確測量出的能力。

Bias（偏差）：測量平均值與目標值之差距，與系統性誤差有關。

Certification（檢定）：經由獨立機構書面確認檢驗室符合特定需求之步驟，主要在文件的審查。

Clinical and Laboratory Standards Institute（CLSI）（臨床與實驗室標準協會）：一家非營利的標準物發展組織。

Clinical Laboratory Improvement Amendments of 1988（CLIA 88）（臨床實驗室 1988 年改善修正案）：美國為確定臨床檢驗室品質標準於 1988 年通過的法案。

Clinical sensitivity（臨床靈敏度）：定性方法中標本的測量值高於判定值時而能被歸類為陽性之或然率。

Clinical specificity（臨床特異性）：定性方法中標本的測量值低於判定值時而能被歸類為陰性之或然率。

Control rules（品管規則）：用來解釋品管數值並據以判斷品質狀態的準則。

Cut-off point（判定值）：50% 機率被歸類為陽性 50% 被歸類為陰性時之標本濃度。

Diagnostic sensitivity（診斷靈敏度）：在有病之人群中被檢測出陽性之百分比。

Diagnostic specificity（診斷特異性）：在無病之人群中被檢測出陰性之百分比。

External quality assessment（外部品質評定）：一種量測由外部送來之標本所產生的數據再和其他參與檢驗室的數據比較以作為品質評定之方法。

Fishbone or cause and effect diagram（魚骨圖或特性要因圖）：利用類似魚骨的圖形來顯示造成問題的所有可能原因。

International Organization for Standardization（ISO）（國際標準化組織）：發展國際標準化的組織。

Lean production（精益生產）：藉由減少不必要的過程而提高產值的一種品質流程。

Licensure（發給許可證）：依據學識、訓練與技術由主管機關發給有能力執業之證明。

Limit of detection（測量極限）：有意義超過空白標本值之最低測量值。

Limit of quantitation（定量極限）：在特定精密度與準確度的條件下可測量出之最低

濃度。

Linearity（線性）：在分析測量範圍內測量值與預測值之關係線。

Measurement uncertainty（量測不確定度）：測量時預期目標值會出現的範圍。

Plan-Do-Check-Act cycle（PDCA 循環）：由規劃（plan）、執行（do）、查核（check）與處置（act）四個步驟循環組成改善品質的一種工具。

Precision（精密度）：多次測量值之間的一致性，與隨機誤差有關。

Predicative negative value（陰性預測值）：在一群陰性值中真正無病者之百分比。

Predicative positive value（陽性預測值）：在一群陽性值中真正有病者之百分比。

Proficiency testing（能力試驗）：一種藉由外部機構以類似病人檢體而來評估檢驗室品質之流程。

Quality（品質）：符合使用者或顧客的需求及預期之特性。

Quality circles（品管圈）：由機構內工作性質相似的一些人，為了解決問題提升品質，而志願定期集會討論的一種活動。

Quality control（品質控制）：利用統計學方法來控制檢驗品質。

Quality indicator（品質指標）：一套固有的特性符合要求程度的量測。

Quality management system（品質管理系統）：指導與管制組織有關品質的管理系統。

Random error（隨機誤差）：連續測量值散布在平均值上下之誤差。

Receiver operating characteristic（ROC）curve（接收操作特徵曲線）：以診斷靈敏度為 y 軸，1-診斷特異性為 x 軸所畫出的圖形。

Repeatability（重複性）：在相同狀況下連續測量值之間的一致性，相當於 within-run precision。

Reproducibility（再現性）：在不同狀況下測量值之間的一致性，相當於 between-run precision。

Shift（漂移）：突然有連續六個或以上品管值位在平均值之一側。

Six Sigma（六個 Sigma 或六個標準差）：利用六個標準差來作為流程變異之標準。

Systematic error（系統性誤差）：連續測量值散布在平均值同一側之誤差。

The College of American Pathologists（CAP）（美國病理學會）：美國以提倡與促進病理與檢驗醫學卓越為目標的組織。

Total error（總誤差）：與平均值的偏差加上 2 倍標準誤差。

Total quality management（全面品質管理）：為滿足顧客的需求而聚焦在檢驗室流程與其改善方法的管理哲學。

Traceability（追溯性）：測量值或標準值透過一連串比較可回溯到國際標準值之特性。

Trend（趨勢）：連續六個或以上品管值緩慢上升或下降。

Trueness（正確度）：量測的平均值與目標值接近的程度。

Validation（確效）：經由客觀證據的提供，已達成特定目的之使用或應用之要求的確證。

Verification（查證）：經由客觀證據的提供，已達成特定要求的確證。

Westgard multirule（Westgard 多規則品管）：利用多種規則以判定品質之方法。

World Health Organization（WHO）（世界衛生組織）：聯合國內主導人類健康的組織。

二、品質管理的重要性

臨床檢驗室藉由病人所採集的檢體，以檢測方法產生檢驗數據而提供給醫療人員，來作為醫師對病人診斷與後續處置之參考。因此檢驗結果的正確性將影響病人接受醫療照護之成效。但是每一檢驗方法皆存在著不確定性，或多或少會造成檢驗結果之誤差，如果誤差太大則可能會讓病人接受不必要的處置，或增加額外的其他檢驗，而延誤治療。其結果將會造成費用、時間與人力的增加，最終造成病人不良的後果。因此為了能讓病人得到較好的醫療照護，提高檢驗數據的正確性與可靠性是檢驗醫學的終極目標。而為達成此一目標，維持良好品質的檢驗流程與步驟乃是唯一的方法。然而檢驗室系統複雜，有許多檢驗流程與步驟需執行，因此需有一套全面性的管理方法始能維持良好的檢驗品質，以符合顧客的需求而提高滿意度。

所謂品質管理系統（quality management system），則是為使檢驗室能滿足顧客需求的一組政策、流程與步驟。而國際標準化組織（International Organization for Standardization）（簡稱 ISO）與臨床與

實驗室標準協會（Clinical and Laboratory Standards Institute）（簡稱 CLSI）則將之定義為直接並管制組織對有關品質的一些協調活動。

三、品質管理發展的歷史

品質管理的概念源自於二十世紀初葉，而且是由製造業首先發展出來的，其最早是為了產品品質的控制而衍生出管理的概念。在 20 年代美國學者沃特舒哈特（Walter Shewhart）發展一套利用統計方法來做流程管控。不過此種品管方法一直到 40 年代始應用在臨床檢驗室。至於品管圈（quality circles）與魚骨圖或特性要因圖（fishbone or cause and effect diagram）則是日本學者石川馨（Kaoru Ishikawa）分別在 1962 與 1968 年提出的概念。所謂品管圈是由機構內工作性質相似的一些人，通常為 6 至 12 人，為了解決工作上的問題進而提升品質，志願定期集會討論的一種活動。魚骨圖（圖 1-1）則是利用類似魚骨的圖形來顯示造成問題的所有原因，以方便分析產生問題的根本原因。

美國統計學家愛德華戴明（Edwards Deming）於 1950 年在日本發表有關改善產品品質的演講，日本人闡明該內容為戴明輪（Deming wheel）並於 1951 年引出 PDCA 循環（Plan-Do-Check-Act cycle）並整合到日本的品質管理系統中，用來做品質改善的一種工具（圖 1-2）。規劃（plan）：為達到或提高顧客滿意度設計或改變現有的流程；執行（do）：將新計畫導入流程並看

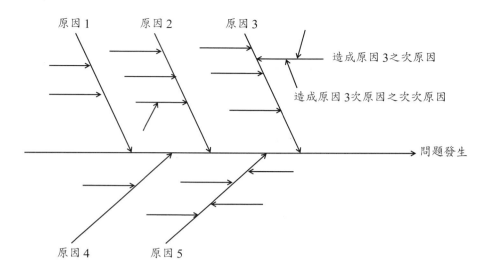

圖 1-1　魚骨圖或稱為特性要因圖。每一問題的發生，皆源自於一種或多種原因，而每一種原因之下又有次原因。利用此圖解可找出造成問題之根源。

其表現；查核（check）：查核其表現是否符合預期；處置（act）：決定是否需再變更設計以增進品質然後再次進行 PDCA 循環直到目標達成並將之標準化為止。ISO也將 PDCA 循環作為矯正動作與流程改善之方法。[1] Dennington 與 Wilkinson 利用PDCA 來改善大學醫學中心抽血之品質，將無法抽到血液的案件由超過 5% 降低至小於 1%，無形中提高了病人的滿意度。[2]Ramirez 與 Lawhon 也採用 PDCA 方法最終將緊急檢驗申請件數由 37% 降低至 27%，而報告的時間縮短 67%，明顯提升其檢驗品質。[3]

　　在 1979 年美國摩托羅拉執行長羅伯特蓋文（Robert Galvin）有鑑於日本商業的競爭，有必要提高產品的品質來提升競爭力，因此與公司的工程師比爾史密斯（Bill Smith）一起發起一項計劃，計算且降低產品的不良率並對顧客提供可靠且有價值

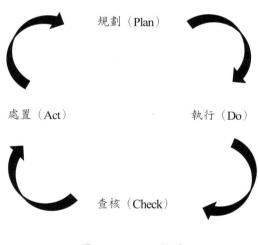

圖 1-2　PDCA 循環

的世界級的表現，此為六個 Sigma 或標準差（Six Sigma）的起源。[4] 六個 Sigma 的流程要求不良率每百萬件要低於 3.4 件（3.4 defects per million: DPM）（表 1-1），也就是無錯誤的流程要達到 99.99967%。由於使用六個 Sigma 來管理，讓公司節省

了 170 億美元，採用此管理方法的奇異電力公司第一年更賺進 3 億美金。摩托羅拉公司在管理方法上的具大貢獻，於 1988 年獲得美國總統頒授 Malcolm Baldrige National Quality Award。最早將六個 Sigma 應用在臨床檢驗室的論文發表於 2000 年，作者比較傳統品質指標與六個 Sigma 尺規，發現在檢驗前、檢檢中與檢驗後的錯誤以傳統品質指標雖呈現不錯的表現，但如換算成六個 Sigma 尺規來評估，離品質優良則還有差距，表示傳統品質指標無法促進整個檢驗流程的品質。[5]

六個 Sigma 在臨床檢驗室之應用可以分成兩種：第一是用來解決問題，減少錯誤的發生以滿足顧客的要求，第二是利用六個 Sigma 尺規來量化檢驗室的表現。第一種應用是透過六個步驟（RDMAIC）來達成，[6] R（recognize）認清變異會影響顧客的滿意度，D（define）界定顧客的需求問題的所在與目標，M（measure）量測目前流程當中每一細節收集資料，A（analyze）分析資料找尋造成問題之根本原因，I（improve）依據所找到的原因試探改良的方法建立一套新的標準作業流程，C（control）控制這一套新流程確認原來的缺點已改正並達到預期的目標。第二種應用則由 Westgard 發揚光大，選擇適當的品管規則並且用在檢驗中錯誤的偵測。[7] Sigma 值（σ）與臨界系統誤差（$\Delta SE\ crit$）有直接關聯，Sigma 值（σ）等於（TEa – 偏差）/CV，而臨界系統誤差等於[(TEa – 偏差)/CV] – z。其中 TEa 是可容許總誤差，CV 則是變異係數，z 為一統計值，一般設為 1.65，代表當錯誤率達到 ±5%時，則該次分析值不可接受。所以臨界系統誤差（$\Delta SE\ crit$）等於 σ - z。當計算出臨界系統誤差或 σ 值後，則可參考圖 1-3 選取適當的品管方法。

最早使用精益生產（Lean production）一詞是美國的 John Krafcik，藉由減少不必

表 1-1　Sigma 值、準確度、不良值百分率與每百萬次機會的不良值（DPMO*）

Sigma 值	準確度（%）	不良值百分率（%）	DPMO, n
1	30.9	69.1	691,462
2	69.1	30.8	308,538
3	93.3	6.7	66,807
3.5	97.7	2.3	22,700
4	99.38	0.62	6,210
5	99.977	0.023	233
6	99.99967	0.00034	3.4

* DPMO: defects per million opportunities ：每百萬次機會的不良值

要的過程而提高產值的一種品質流程。[8]精益生產的原理基本上是依據組織為了滿足顧客需求,經由一套去蕪存菁的流程來產生有價值的產品。而所謂去蕪則是去除一些不必要的浪費與有缺陷或無生產力的流程,包括儀器與人力的整合,精益生產是使人工作起來更合宜而非更辛苦,因此是聚焦在系統層面而不是在一小部分的改善。最先應用在檢驗醫學之報告則發表於 2005 年,[9] 有關美國一家檢驗室採用精益生產的計畫,縮短 50%發報告時間,提高 40%的生產力,降低 31%的成本,節省了超過 440 平方英尺的空間並減少錯誤。

由於精益生產是增進效率而六個標準差是改善品質,所以被整合到組織內的管理系統以全面提升品質來滿足顧客的需求。Stankovic 與 DiLauri 兩位學者結合 Lean 與 Six Sigma 兩種工具用在尿液採檢流程中,發現檢驗前的誤差所在,並加以流程改善來達到品質的提升。[10]

四、世界衛生組織（World Health Organization, WHO）品質管理系統的要素

檢驗室的檢驗品質會受下列因素影

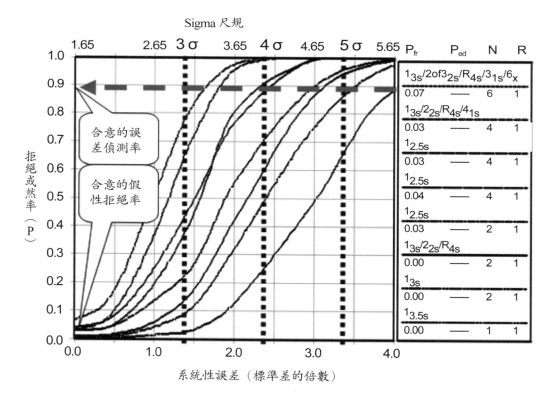

圖1-3　選擇品管規則的 Sigma 尺規。y 軸是拒絕或然率,x 軸是臨界系統誤差（$\triangle$ SE crit）及 Sigma 尺規（σ）。P_{fr}：假性拒絕或然率；P_{ed}：誤差偵測或然率；N：品管檢體隻數；R：批次。
http://www.qcnet.com/tabid/6540/language/en-US/Default.aspx?PageContentID=1151

響包括檢驗室環境、人員素質、試劑與設備、品質控制、溝通、流程管理與文件管制。所以世界衛生組織參考 ISO 15189 及 CLSI QMS01 訂出了品質管理系統的 12 要素（essential elements）。[11]

(一)組織（Organization）

為管理與支撐檢驗室的組織架構。在各層級的管理必須全力投入所有品管的活動，而且要讓員工看得到以激勵士氣，而組織架構必須依照能確保組織品質目標來設計，成功的品質系統其組織要求包括：

1. 統御力：領導群必須全力投入系統的履行，要有遠光並具有良好的溝通技巧且有責任感。
2. 組織架構：組織架構需依其功能定義清楚，並對所有人指派其應有的責任。
3. 規劃流程：需有規劃技巧，規劃內容包括時程、人力與財力資源的取得以及工作流程管理。
4. 執行：依時程導入計畫與活動的管理，導引資源來完成計畫。
5. 監控：監控管理系統的運作是否符合預期，而且要持續改善。

(二)顧客服務（Customer service）

檢驗室提供檢驗數據給顧客，如顧客不滿意，則檢驗室就沒有發揮其應有的功能。

1. 顧客：檢驗室的顧客包括醫師、護理師、書記、病人及其家屬，醫師們希望檢驗室能提供需有的檢驗，正確的結果且能及時得到，而病人及其家屬則希望能得到個人的照護，正確的結果能及時得到而且有隱私保障。
2. 評量與監控顧客的滿意度：為了解顧客需求符合情形，檢驗室需主動收集資訊，而非等待顧客的抱怨。使用品質指標來評量顧客的滿意度，善用內部稽核所發現與顧客相關之問題。
3. 顧客滿意度調查：對特定區域設計不具誘導及偏頗的問卷、對顧客採用直接面談或 8 到 10 人團體討論方式進行，來收集顧客所接受的服務之意見，對問卷調查需及時分析，發現問題並作必要的改善。

(三)場所與安全（Facilities and safety）

檢驗室的場所與設施需能提供執行業務所需，而不危及工作人員的安全與檢驗品質。忽略檢驗室的安全造成意外，代價很高，不只會失去信譽，造成顧客流失，也可能會產生訴訟增加花費。

1. 檢驗室設計：接待處與檢體受理處儘量設在靠近入口，檢驗區域禁止非相關人員進入，檢體處理區要靠近檢驗區，檢體的動線依檢驗前、檢驗中與檢驗後的順序來設計，以避免發生交叉汙染。分子生物檢驗室需獨立設計，而且至少有二間房間來分別放置萃取與放大反應後的產物，清潔與汙物之運行不可交叉，感染性廢棄物之動線需獨立。
2. 安全管理計畫：建立檢驗室安全計畫，執行安全防護訓練與演習，內容包括一般預防措施，感染管制，化學與輻射安

全，如何使用個人防護設備，如何棄置危險廢棄物與緊急逃生。建立風險評估流程，包括初期風險評估與後續檢驗室安全稽核，以找出可能的安全問題。

(四)人員（Personnel）

人員是檢驗室最重要的資產，要能執行品質管理系統，正直的人員、了解品質管理的重要性與積極的參與是成功的要件。檢驗室主管、品質主管與其餘人員皆需符合資格，並各司其職。

1. 招募與環境介紹：確立人員的資格或特殊技能，工作說明與權責，要新進人員熟悉環境與組織。
2. 能力評鑑：正確的檢驗結果是依賴有能力的執行人員，所謂能力則是能將知識技術與良好的行為運用在工作上。此種能力需要定期作評鑑，來預防因能力不足而造成錯誤發生的可能。
3. 訓練與持續教育：為符合需求，人員需接受新知或技術的訓練，並持續進行以期擁有最新的知識與技術來維持檢驗品質。
4. 人員表現的評價：為維持品質，需定期對人員的表現作評價，包括技術能力、效率、政策配合度、安全守則之遵循、溝通技巧、顧客服務、守時與專業行為等。
5. 人員紀錄：與人員有關的上述資料需要記錄並保存之，以供查閱。

(五)採購與庫存（Purchasing and inventory）

欲達到有效率且有成本效益之檢驗室，對試劑、耗材與服務的取得要能不中斷。無法提供檢驗服務會是降低醫療品質因素之一。好的採購政策與庫存管理不僅可避免檢驗服務中斷，且可減少浪費並降低成本。

1. 採購：確定耗材或物品的規格，尋找符合資格且有信譽的廠商，價格合理。
2. 執行庫存管理計畫：指定一庫存管理負責人，建立檢驗室所有使用的試劑、耗材與物品清冊，分析檢驗室的需求，設定最低庫存量，設計需求表單，建立驗收與儲存系統。
3. 監控庫存：確認系統包含檢驗室所有試劑、耗材與物品，定期盤點，確認所有庫存相關紀錄是最新。

(六)設備（Equipment）

適當的設備管理能確保檢驗品質，減少檢驗結果的變異，提高工作人員對檢驗報告的信心，降低維修成本，減少儀器故障，延長儀器使用期限，提高顧客滿意度。

1. 設備的選擇：針對檢驗標的之需求來選擇設備，考量其規格，設備空間需求，成本考量，試劑獲取的方便性，設備操作的困難度，有無安全的顧慮，服務品質等皆是選擇的重要依據。
2. 設備安裝：執行設備的校正，評估其準確度與精密度，查證製造商所宣示的規格，確效新設備的效能，建立定期保養

之時程，同時對所有操作人員執行訓練。

3. 執行設備保養：依照廠商建議訂定保養時程，包括系統性及常規清潔、調整與零件更換，依時程作預防保養將可確保其功能且延長設備使用年限。

4. 故障排除與設備報廢：當操作者發現品管檢驗數據有變化時，需進行設備的預防保養，如無法改善則依據製造商所提供的流程圖執行故障排除，如問題持續存在，則需尋求其他替代方案來執行檢驗工作，而由廠商繼續維修設備直至恢復正常功能。訂定政策與步驟以處置設備的報廢，避免占據寶貴空間或造成危險。

5. 設備保養文件：設備保養的政策與步驟需文件化。良好設備保養紀錄可提供後續發生問題之評估。

(七)流程控制（Process control）

1. 檢體管理（Sample management）

檢體管理是流程控制的一部分，適當的檢體管理是決定檢驗結果準確與精密的關鍵，而後者又會影響病人後續的處置。建立載明檢體管理政策的檢驗室手冊。

(1) 檢驗室手冊：建立檢驗室手冊，內容包括：聯絡人名、電話、位置、營運時間、檢驗項目、檢體採集相關注意事項、傳送方式與報告時間。另外也應註明急件的處理方式。

(2) 採集與防腐：不同檢驗所用的檢體種類不同，檢驗室應提供相關資訊以取得適當的檢體來作檢驗，包括病人的準備，檢體的種類，使用的容器，檢體的標示，檢體的處理。

(3) 檢體處理：檢驗室接受檢體後應查證其標示、檢體符合狀況，登錄。建立退件的條件並嚴格遵循，定期檢討退件原因而加以改善。

(4) 檢體儲存保留與銷毀：建立檢體儲存、保留與銷毀的書面政策，內容包括何種檢體，儲存或保留時間，位置與環境，並製定檢體清冊，且定期檢討而作適當的銷毀。

(5) 檢體輸送：檢體由採集處運送至檢驗室，必需依檢體特性而以書面說明其輸送方式、容器、溫度與時間，來確保檢體的完整性。當寄送至遠處時，則需依相關法律規定來執行。

2. 品質控制（Quality control）

品質控制是利用品管檢體來監控檢驗中相關的活動，其目的是在發出報告之前偵測、評估並改正由於系統失誤所造成的錯誤。依定量、半定量與定性分析分別建立品質控制的書面政策與步驟，訓練所有相關人員，且定期檢討品管數據。善用品管資訊，當品管值超出範圍時，檢驗步驟需立即暫停，並且找出問題所在而改正之，之後再次執行品管檢體，如確認正確，才再進行原來病人檢體與品管檢體之檢驗，決不可只對原來品管檢體重複測量而發出報告。

(1) 定量分析品質控制：選擇好的品管

檢體，建立品質範圍，利用圖示呈現品管值的分布，建立品管規則與故障排除的方法，必要時立即改正，並保留包括改正方法的所有紀錄與數據。

(2) 半定量與定性分析品質控制：半定量分析提供待測物的預估值，而定性分析則提供有或無的結果，兩者皆非數字。除參考定量分析的品質控制方法，儘可能選用模擬病人檢體作品管檢體，另外每天皆執行陽性與陰性品管檢體的測量。

(八) 文件與紀錄
(Documents and records)

使用與維護文件與紀錄，以供需要時查詢，並作為檢驗室運作的指引。

1. 文件：文件是有關政策、流程與步驟標準格式的書面資料，以供查詢，需定期更新。所謂政策是組織的任務、目標與目的之文字敘述，內容是講要作什麼，作為品質系統的骨架，可比喻為樹根。流程是執行品質政策的步驟，內容是講會產生什麼，可以流程圖呈現經由一系列步驟在一定時間內可產生某種結果，可比喻為樹幹。步驟則是流程中一特定的活動，內容是講要如何作，敘述該特定活動的每一步驟以供人員去遵循，可比喻為樹葉。

2. 品質手冊：敘述組織品質管理系統的文件，其目的是清楚地資訊溝通，作為符合品質系統要求的骨架。內容包括品質系統的 12 要素之政策，相關品質流程

如可發生，並備註標準操作手冊的版本與放置位置。品質手冊需維持唯一且定期更新的版本，所有人員皆要閱讀與遵循其內容。

3. 標準操作手冊：一種書面文件敘述每一步驟以供操作時嚴密遵循。其書寫需詳細、清楚、簡明並容易了解與遵循，而且要定期更新。內容需包括檢驗名稱、目的、檢驗前、中、後的詳細指示，書寫人與審核者的簽名與日期。不能完全採用廠商的試劑說明書來作為檢驗室的標準操作手冊。

4. 文件管制：建立管理文件的系統，來維護使用中的文件為一固定格式且是最新版本。此系統包括編碼系統，新文件審核、頒布流程，更新與改版步驟，文件清冊，文件存取流程與過期文件歸檔的方法。

5. 紀錄：紀錄是檢驗室執行流程所獲得的資料及謄寫或電腦列印的檢驗結果，是永久的資訊，不得更改或修飾。要建立需保存的資訊之記錄方法。保存時不管是採用紙張或電腦化，需考量其永久性、可取性、安全性與可追蹤性，依據需要訂定其保存期限。

(九) 資訊管理
(Information management)

為了能擷取病人檢驗數據，檢驗室需有一套管理系統，不管是使用手工、電腦或兩者併用，正確、及時、安全與隱私是必要的考量。

1. 唯一的識別：病人與檢體皆需具有唯一

辨識資料，以利後續追查。

2. 檢驗、登記與工作清單：標準化所有清
單，內容填寫完整，以利後續追蹤。

3. 安全性：妥善保存，避免資料遺失，建
立存取權限，以保障病人隱私。

4. 報告系統：報告系統需能及時提供正確
易讀的檢驗結果。

5. 溝通：建立一套對內與對外的良好溝通
機制，包括溝通管道、時間與人員。

(十)事件管理
（Occurrence management）

當有錯誤或接近失誤事件被發現或
處理的一種流程，所謂事件是任何會對組
織有負面影響之事情，包括人員、檢驗結
果、設備或操作環境。事件管理目的是藉
由測試或溝通由事件所造成的結果來改正
錯誤改變流程使不再發生。

1. 造成錯誤的原因與後果：Bonini 等學
者報告檢驗室的錯誤有 41% 發生在檢
驗前，55% 在檢驗後，檢驗中的只有
4%。[12] 錯誤的後果可能是病人得不到
適當的照護，公共衛生不當的動作，傳
染病的爆發或浪費資源等。

2. 事件的調查：透過多種方法調查事件的
緣由，找出解決的方法。

3. 改正與管理事件：防患未然，補救受錯
誤後果影響的人與事，改正措施使之不
再發生。建立事件管理系統，來發掘潛
在的問題防患未然，發現問題改正使之
不再發生。

(土)評定－稽核
（Assessment-audit）

評估是藉由一有系統的方法，例如
內部稽核、外部稽核與外部品質評定，來
檢查檢驗室品質管理系統的成效。經由國
際、國家、地方或認證機構的認證，構成
檢驗室評估的基礎。經由評估（或稽核）
可以讓檢驗室了解其表現的狀況，與標準
比較若有落差，則可能是未依所訂的政策
去執行或所訂定之政策需更新。

1. 外部稽核：由檢驗室之外部機構進行稽
核，確認檢驗室的政策、流程與步驟文
件化，符合一定標準，並且被遵循。檢
討稽核報告內不符合之處，訂定矯正措
施並進行改正，記錄所有結果與動作以
備審查。

2. 內部稽核：檢驗室主管訂定內部稽核政
策，並指定檢驗室品質主管負責執行內
部稽核計畫。由檢驗室內部不同組別定
期互相稽核，特別是當有問題發生待研
究解決時，以作為外部稽核之準備，增
進員工了解品質管理之要求，發現不符
合之處以求改善。

3. 外部品質評定：利用外部單位來檢查檢
驗室的表現，例如能力試驗、和參考實
驗室比較、檢驗室之間比對與現場評
定。

(圭)流程改善
（Process improvement）

流程改善是一種有系統且定期的改進
檢驗室品質的計畫，執行 PDCA 循環而達
到改善的目的。

1. 流程改善的工具：內部稽核、外部稽核、外部品質評定、管理審查、精益生產與六個 Sigma 或標準差皆可用來做持續品質改進的工具。

2. 品質指標：選擇客觀具體且可測量的品質指標，設定可接受範圍，呈現方式，判讀方法，出現問題時之行動方案，停止並取代的方案。

3. 執行流程改善：訂定時程以團隊方式來進行，採用適當品質改進工具，訂定改正與預防措施，讓全體人員皆知曉整個活動結果及改正方法。當一指標已達目的時，則需停止再以另一指標取代。

五、國際標準化組織
（International Organization for Standardization, ISO）

　　ISO 是國家標準團體的世界聯盟，為一獨立的非政府組織，1947 年成立，2022年共有 167 個國家的標準團體所組成，秘書處設在瑞士日內瓦。由技術委員會提出國際標準草案，經由全球 3368 個技術團體投票同意所設定的國際標準以供參考遵循，目前已建立了 24,412 個國際標準，內容包含食品安全到電腦，由農業到健康照護。其中 ISO15189 是有關臨床檢驗與體外診斷系統（Clinical laboratory testing and in vitro diagnostic test systems）的規範，也是醫學檢驗室認證規範之依據，而ISO15189:2012 之目錄如下述。[13]

1. 範圍（Scope）
　　此國際規範用來說明臨床檢驗室的品質

與能力之要求。

2. 基準的參考（Normative references）
　　此規範參考 ISO/IEC 17000，ISO/IEC 17025:2005，ISO/IEC Guide 2 與 ISO/IEC Guide 99 來訂定。

3. 名詞與定義（Terms and definitions）
　　依據 ISO/IEC 17000，ISO/IEC Guide 2 與 ISO/IEC Guide 99 來定義。

3.1 認證（Accreditation）：經由授權機構正式認可檢驗室有能力執行特定工作的步驟，除文件外尚觀察工作人員能力與正確的表現。

3.2 警告區間（Alert interval）、危險區間（Critical interval）：表示病人有立即危險的檢驗結果區間。

3.3 檢驗結果的自動選擇與報告（Automated selection and reporting of results）：病人檢驗結果傳送到資訊系統並符合特定規則時即自動登入病人報告中的一種流程。

3.4 生物參考區間（Biological reference interval）、參考區間（Reference interval）：得自生物參考族群數據分布的特定區間。

3.5 能力（Competence）：應用知識與技術所表現的能力。

3.6 文件化的步驟（Documented procedure）：執行已文件化、導入及維護的活動或流程之特定方法。

3.7 檢查（Examination）：以測定特定物數據或性質為目標的一套作業。

3.8 檢驗室間比對（Interlaboratory comparison）：兩家或以上檢驗室依

即定條件規劃、執行與評估相同或類似項目。

3.9 檢驗室主管（Laboratory director）：檢驗室具有權責的個人或一群人。

3.10 檢驗室管理者（Laboratory management）：指導與管理檢驗室活動的個人或一群人。

3.11 醫學檢驗室（Medical laboratory）、臨床檢驗室（Clinical laboratory）：一個生物學的、微生物學的、免疫學的、化學的、免疫血液學的、血液學的、生物物理學的、細胞學的、病理學的、遺傳學的、或其他為提供疾病診斷、處置、預防與治療或評估健康而檢驗來自人類材料為目的之實驗室，而且能夠提供報告解讀與進一步適當檢查的諮詢服務。

3.12 不符合（Nonconformity）：未達成要求。

3.13 醫護點檢驗（Point-of-care testing; POCT; Near-patient testing）：臨近或病人現場的檢驗，其結果可導致病人照護的變更。

3.14 檢驗後流程（Post-examination processes）、分析後時期（Postanalytical phase）：檢驗後流程包括結果審查、臨床材料的留置與儲存、檢體（和廢棄物）處置以及檢驗結果的格式化、釋出、報告與留置。

3.15 檢驗前流程（Pre-examination processes）、分析前時期

（Preanalytical phase）：流程依時間順序，由醫師的請求開始包括檢驗申請、病人準備與鑑別、原始樣本的採集、傳輸去檢驗室與室內傳輸到檢驗開始前為止。

3.16 原始樣本（Primary sample）、檢體（Specimen）：為檢驗、研究或分析一或多種數量或性質而來自體液、呼吸、毛髮或組織，可類推至全體。

3.17 流程（Process）：將輸入轉換為輸出之一套彼此相關或互動的活動。

3.18 品質（Quality）：一套固有的特性符合要求的程度。

3.19 品質指標（Quality indicator）：一套固有的特性符合要求程度的量測。

3.20 品質管理系統（Quality management system）：指導與管制組織有關品質的管理系統。

3.21 品質政策（Quality policy）：由檢驗室管理者正式表達出關於檢驗室品質的整體目的與方向。

3.22 品質目標（Quality objective）：尋求或致力於有關品質的事物。

3.23 轉檢實驗室（Referral laboratory）：檢體外送檢驗的外部檢驗室。

3.24 樣本（Sample）：由原始樣本分出的部分。

3.25 收件到報告時間（Turnaround time）：經由檢驗前、檢驗與檢驗後流程的兩個特定時間點所花的時間。

3.26 確效（Validation）：經由客觀證據

的提供，已達成特定目的之使用或應用之要求的確證。

3.27 查證（Verification）：經由客觀證據的提供，已達成特定要求的確證。

4. 管理要求（Management requirements）

4.1 組織與管理職責（Organization and management responsibility）

4.2 品質管理系統（Quality management system）

4.3 文件管制（Document control）

4.4 服務協定（Service agreements）

4.5 委託檢驗（Examination by referral laboratory）

4.6 外部服務與供應（External services and supplies）

4.7 諮詢服務（Advisory services）

4.8 抱怨的解決（Resolution of complaints）

4.9 不符合事件的鑑定與控制（Identification and control of nonconformities）

4.10 改正措施（Corrective action）

4.11 預防措施（Preventive action）

4.12 持續改進（Continual improvement）

4.13 紀錄管制（Control of records）

4.14 評估與稽核（Evaluation and audits）

4.15 管理審查（Management review）

5. 技術要求（Technical requirements）

5.1 人員（Personnel）

5.2 設施與環境條件（Accommodation and environmental conditions）

5.3 檢驗室設備、試劑與耗材（Laboratory equipment, reagents, and consumables）

5.4 檢驗前流程（Pre-examination

processes）

5.5 檢驗流程（Examination process）

5.6 確保檢驗結果的品質（Ensuring quality of examination results）

5.7 檢驗後流程（Post-examination processes）

5.8 結果的報告（Reporting of results）

5.9 結果的釋出（Release of results）

5.10 檢驗室資訊管理（Laboratory information management）

附錄 A 與 ISO 9001:2008 及 ISO/IEC17025:2005 相關性（Annex A Correlation with ISO 9001:2008 and ISO/IEC 17025:2005）

附錄 B ISO 15189:2007 與 ISO 15189:2012 之比較（Annex B Comparison of ISO 15189:2007 to ISO 15189:2012）

六、臨床與實驗室標準協會（Clinical and Laboratory Standards Institute; CLSI）

為促進健康照護與醫學檢驗服務而訂定標準或指引為目的所成立的一個美國組織。由企業界、健康照護與政府機構等組織與個人會員所組成。2022 年共有約 70 多個國家，24,000 多會員，1,200 多位志願者參與標準和指引的訂定，目前已制定超過 250 多個標準與指引，特別是針對醫學檢驗室。而與檢驗室品質管理比較有關之規範如下述。[14]

1. AUTO08 Managing and Validating Laboratory Information Systems, 1st

Edition 臨床檢驗室資訊系統的確效及系統資料儲存、擷取與傳輸可靠性的評估。

2. AUTO15 Autoverification of Medical Laboratory Results for Specific Disciplines, 1st Edition 提供臨床檢驗室各領域，依據自己需求設計、測試、確效與實施自動查證系統。

3. EP05-A3 Evaluation of Precision of Quantitative Measurement Procedures, 3rd Edition 定量測量精密度的評估。

4. EP06 Evaluation of Linearity of Quantitative Measurement Procedures, 2nd Edition 此標準描繪測量方法線性範圍的特性，確效廠商所宣告的線性範圍以及查證所建立的線性範圍。

5. EP09c Measurement Procedure Comparison and Bias Estimation Using Patient Samples, 3rd Edition 提供如何利用病人樣本來比較兩種測量方法並計算其間的偏差。

6. EP12-A2 User Protocol for Evaluation of Qualitative Test Performance 定性測量精密度與方法比較的評估。

7. EP21 Evaluation of Total Analytical Error for Quantitative Medical Laboratory Measurement Procedures, 2nd Edition 此標準讓廠商與使用者了解有關定量測量總分析誤差的概念，並以實例來說明其計算方法。

8. EP33 Use of Delta Checks in the Medical Laboratory, 1st Edition 此標準提供如何選擇檢驗項目來執行delta check並建立其限值及與前次結果的比較的規則。

9. GP17 Clinical Laboratory Safety. 3rd Edition 臨床檢驗室導入高品質實驗室安全計畫的建議。

10.MM20 Quality Management for Molecular Genetic Testing 檢驗室執行人類分子基因檢測國際品質管理系統標準。

11.QMS01 Quality Management System: A Model for Laboratory Services, 5th Edition 是輔助臨床檢驗室導入與維持有效品質管理系統的模組，內容涵蓋 Organization and Leadership、Customer Focus、Facilities and Safety Management、Personnel Management、Supplier and Inventory Management、Equipment Management、Process Management、Document and Records Management、Information Management、Nonconforming Event Management、Assessments 與 Continual Improvement。此與世界衛生組織品質管理系統的品質系統 12 要素（Quality system 12 essentials）類似。

12.QMS02 Management System: Development and Management of Laboratory Documents, 6th Edition 是有關臨床檢驗室品質管理的文件製作，其內容包括檢驗室的政策、流程、步驟等文件的製作、管控、變更及撤回等。

13.QMS04 Laboratory Design, 3rd Edition 提供臨床檢驗室設計的元素與標準。

14.QMS05 Qualifying, Selecting, and Evaluating a Referral Laboratory, 3rd Edition 選擇與評估轉檢實驗室的準

則。

15. QMS06 Quality Management System: Continual Improvement, 3rd Edition 敘述檢驗室如何作持續品質改進。

16. QMS11 Nonconforming Events Management, 2nd Edition 基於品質管理、風險管理與病人安全的原則教導如何處置檢驗室不符合事件。

17. QMS12 Developing and Using Quality Indicators for Process Improvement, 2nd Edition 提供品質指標的建立與其使用的標準。

18. QMS13 Quality Management System: Equipment, 1st Edition 提供由設備的選擇到退役之標準。

19. QMS14 Quality Management System: Leadership and Management Roles and Responsibilities,1st Edition 提供領導者有效的建立組織及其文化來管理與維持品質。

20. QMS15 Assessments: Laboratory Internal Audit Program,1st Edition 提供如何利用人、事、時、地與方法來建立內部稽核以強化其品質之標準。

21. QMS20 The Cost of Quality in Medical Laboratories, 2nd Edition 此標準幫忙檢驗室了解、應用、追蹤和管理會影響過程、服務和財務的各種型式的品質成本，並以實例計算檢驗室的品質成本。

22. QMS23 General Laboratory Equipment Performance Qualification, Use, and Maintenance, 提供如何確認儀器功能之資訊。

23. QMS24 Using Proficiency Testing and Alternative Assessment to Improve Medical Laboratory Quality, 3rd Edition 如何利用能力試驗以作為品質改進的工具。

七、認證（Accreditation）

檢驗室優良的品質與能力為了可以說服使用者，同時也能在市場上或國際上獲得承認，則需經由認證機構，依據檢驗室有能力執行特定工作的步驟，除文件外尚觀察工作人員執行能力與正確的表現是否符合 ISO 15189 品質標準的要求來認可。認證機構本身則依據 ISO/IEC 17011 來被認證，且通常是國際檢驗室認證合作組織（The International Laboratory Accreditation Cooperation, ILAC）[15] 或亞太認證合作組織（The Asia Pacific Accreditation Cooperation, APAC）[16] 的或美洲國家認證合作組織（The InterAmerican Accreditation Cooperation, IAAC）[17] 或歐洲國家認證合作組織（The European co-operation for Accreditation, EA）[18] 或阿拉伯認證合作組織（The Arab Accreditation Cooperation, ARAC）[19] 或非洲認證合作組織（The African Accreditation Cooperation, AFRAC）[20] 的會員。會員之間如簽有雙邊承認協定（Mutual Recognition Arrangement, MRA）或多邊承認協定（Multilateral Recognition Arrangements, MLA），則認證的效力可以互相承認。目前執行認證的機構有許多，例如美國國際認證服務（International Accreditation Service, IAS）[21]、美國病

理學會（CAP）、診所檢驗室認證委員會（Commission on Office Laboratory Accreditation, COLA）[22]、ANSI 國家認證委員會（The ANSI National Accreditation Board, ANAB）[23]、美國實驗室認證協會（American Association for Laboratory Accreditation, A2LA）[24]、英國認證委員會（The United Kingdom Accreditation Service, UKAS）[25]、法國認證委員會（Comité français d'accréditation, Cofrac）[26]、西班牙國家認證機構（Entidad Nacional de Acreditación, ENAC）[27]、澳大利亞全國測試機構協會（The National Association of Testing Authorities, NATA）[28]、日本認證委員會（Japan Accreditation Board, AB）[29]、韓國檢驗室認證系統（The Korea Laboratory Accreditation Scheme, KOLAS）[30]、中國合格評定國家認可委員會（China National Accreditation Service for Conformity Assessment, CNAS）[31] 及全國認證基金會（Taiwan Accreditation Foundation, TAF）[32]等。檢驗室被認證的好處如下述 [33]。

1. 促進有效的品質系統的實施與維護。
2. 讓使用該項服務者有信心。
3. 讓產生報告的檢驗室有信心。
4. 提供國家或國際認可的技術能力。
5. 發生檢驗結果有關的爭議時幫助捍衛檢驗室。
6. 透過每次都是正確的結果來降低檢驗室的營運成本。
7. 幫助私營部門檢驗室吸引更多業務。
8. 幫助在國家和國際上對檢驗結果的接受度。
9. 符合購買或法規要求。
10. 提高競爭力和市場占有率。
11. 凸顯自己的能力與可信性。
12. 確認自己是獨立公正的。
13. 讓您的客戶了解你已達到業界最高水平的評定和專業水準。
14. 檢驗室通過認證並非終點而是開始，認證有效期間是 4-5 年，在這當中檢驗室仍須被再評定，因此品質管理系統需要持續維護與改善以符合認證的要求。

參考文獻

1. http://www.iso.org/iso/04_concept_and_use_of_the_process_approach_for_management_systems.pdf Accessed January 19, 2014
2. Dennington SR, Wilkinson DS. CQI in action in the central laboratory. *Clin Lab Manage Rev* 1993;7:516-9.
3. Ramirez O, Lawhon J. Quality improvement team uses FOCUS-PDCA method to reduce laboratory STAT volume and turnaround time. *Clin Lab Manage Rev* 1994;8:130-41.
4. Gras JM and Philippe M. Application of the Six Sigma concept in clinical laboratories: a review. *Clin Chem Lab Med* 2007;45:789–96.
5. Nevalainen D, Berte L, Kraft C, Leigh E, Picaso L, Morgan T. Evaluating laboratory performance on quality indicators with the six sigma scale. *Arch Pathol Lab Med* 2000;124:516–9.

6. Webber L, Wallace M. *Quality Control for Dummies*. 1st ed. Wiley Publishing, Inc., 2007, p. 295–9.

7. Westgard JO, Klee GG. Quality management. In: Burtis CA, Ashwood ER, Bruns DE, editors. *Tietz textbook of clinical chemistry and molecular diagnostics*, 5th ed. Philadelphia, PA: Elsevier and Saunders, 2012. P.167-9.

8. Krafcik JF. Triumph of the lean production system. *Sloan Management Review* 1988;30: 41–52.

9. Panning R. Using data to make decisions and drive results: a LEAN implementation strategy. *Clin Leadersh Manag Rev* 2005;19:E4.

10. Stankovic AK, DiLauri E. Quality improvements in the preanalytical phase: focus on urine specimen workflow. *Clin Lab Med* 2008;28:339-50.

11. World Health Organization. *Laboratory quality management system*: handbook Version 1.1 2011. Copyright remains with WHO.

12. Bonini P, Plebani M, Ceriotti F, Rubboli F. Errors in laboratory medicine. *Clin Chem* 2002;48:691-8.

13. https://www.iso.org/obp/ui/#iso:std:iso:15189:ed-3:v1:en. Used with permission by International Organization for Standardization (ISO). Copyright remains with ISO.

14. Used with permission by the Clinical and Laboratory Standards Institute (CLSI), https://clsi.org

15. https://ilac.org/

16. https://www.apac-accreditation.org/

17. https://www.iaac.org.mx/

18. https://european-accreditation.org/

19. https://arab-accreditation.org/

20. https://www.intra-afrac.com/Pages/Home.aspx

21. https://www.iasonline.org/

22. https://www.cola.org/

23. https://anab.ansi.org/laboratory-accreditation

24. https://www.a2la.org/

25. https://www.ukas.com/

26. https://www.cofrac.fr/

27. https://www.enac.es/

28. https://www.nata.com.au/

29. https://www.jab.or.jp/

30. https://www.knab.go.kr/

31. https://www.cnas.org.cn/

32. https://www.taftw.org.tw/

33. https://www.who.int/ihr/training/laboratory_quality/11_cd_rom_publications_sea_hlm_394.pdf

學習評估

1. 檢驗室導入全面品質管理的最佳理由是：
   (A)防止檢驗錯誤
   (B)區別定性與定量方法
   (C)幫忙確保檢驗是準確又可靠
   (D)防止檢驗室工作流程中潛在的錯誤

2. 下列何者不是品質管理系統的要素：
   (A)設備　　　　(B)人員
   (C)流程　　　　(D)顧客的選擇

3. 何種規範特別用於醫學檢驗室？
   (A)ISO 4217　　(B)ISO 15189
   (C)ISO 22000　(D)CLSI SCM08

4. 何者是臨床檢驗室最主要的汙染源？
   (A)氣霧　　　　(B)冷氣口
   (C)動物籠　　　(D)分析儀

5. 關於設備的維護與管理下列何者最正確？
   (A)應購置最便宜的
   (B)由組長來執行校正
   (C)每天皆執行所有功能檢查
   (D)訂定故障排除與修理的準則

6. 下列關於庫存管理之敘述何者正確？
   (A)優先使用新進的試劑
   (B)每人都會使用倉庫所以不必有管理員
   (C)病人的檢驗需能追溯所使用的試劑
   (D)電腦庫存管理總是優於手工法

7. 下列何者不屬於檢體管理的內容：
   (A)檢體輸送
   (B)試劑庫存監控
   (C)採集與防腐
   (D)檢驗室手冊

8. 檢體儲存保留與銷毀之內容不包括下列何者：
   (A)建立書面政策　　(B)儲存時間訂定
   (C)保留時間不訂定　(D)製定檢體清冊

9. 關於品質管制的敘述下列何者錯誤？
   (A)只用於定量分析
   (B)利用品管檢體來監控
   (C)發出報告之前後偵測錯誤

   (D)利用圖形以利判讀

10. 下列何者是品質管制的方法：
    (A)用校正液來作品管
    (B)直接判讀當批次數據就足夠
    (C)隨時變更品質範圍
    (D)保留所有紀錄與數據

11. 有關品質系統要素中的稽核，下列敘述何者錯誤？
    (A)只由外部來執行
    (B)能力試驗屬於稽核的一種
    (C)需要檢討稽核報告
    (D)可以了解品質管理系統的成效

12. 下列何人負責執行內部稽核計畫？
    (A)檢驗室主管　(B)檢驗室品質主管
    (C)醫院院長　　(D)人事主管

13. 下列關於內部稽核之敘述何者正確？
    (A)與外部稽核無關
    (B)可保證品質管理系統運作正常
    (C)ISO 認證的要求
    (D)由類似 ISO 的機構來執行

14. 外部品質評估不包括下列何者？
    (A)能力試驗　(B)檢驗室之間比對
    (C)現場評估　(D)每天的品管圖

15. ISO15189 主要是用於何者：
    (A)降低環境的汙染
    (B)強調安全議題
    (C)提升品質主管之地位
    (D)醫學檢驗室的品質改進

16. 下列何者不屬於檢驗室認證之內容？
    (A)由授證機構代表來現場評鑑
    (B)需參加外部能力試驗
    (C)不必遵循當地規範
    (D)需付費用

17. 有關檢驗室的發給許可證（licensure），
    何者正確？
    (A)由授證機構代表來現場評鑑
    (B)由主管機關發給
    (C)與執業無關
    (D)不必遵循當地規範

18. 下列何種敘述是正確？
    (A)檢驗室的檢定（certification）是由獨
       立機構所確認
    (B)對檢驗室品質管理所有國家只承認一
       種國際標準組織
    (C)標準組織不能來做認證
    (D)大部分檢驗室規範是由當地政府所訂
       定

19. 下列何者不屬於 ISO15189 的管理要
    求？
    (A)結果的釋出　(B)文件管制
    (C)諮詢服務　　(D)組織與管理職責

20. 下列何者不屬於 ISO15189 的管理要
    求？
    (A)持續改進　　(B)檢驗前流程
    (C)抱怨的解決　(D)評估與稽核

21. 下列何者不屬於 ISO15189 的技術要
    求？
    (A)檢驗前流程　(B)結果的報告
    (C)委託檢驗　　(D)檢驗室資訊管理

22. 下列何者不屬於 ISO15189 的技術要
    求？
    (A)人員
    (B)設施與環境條件
    (C)確保檢驗結果的品質
    (D)服務協定

23. 為確定人員能正確執行檢驗，在招募時

需要：
    (A)資格符合　　(B)在職訓練
    (C)持續教育　　(D)熟悉環境

24. 人員表現的評價不包括：
    (A)技術能力　　(B)政策制定
    (C)溝通技巧　　(D)顧客服務

25. 何者不是檢驗室的服務對象：
    (A)醫師　　　　(B)護理人員
    (C)供應商　　　(D)病人與家屬

26. 下列何者是不好的顧客服務內容？
    (A)提供需有的檢驗
    (B)及時且正確的檢驗結果
    (C)檢驗結果提供給病人的朋友
    (D)個人化的病人照護

27. 符合顧客的需求是重要的因為：
    (A)顧客滿意在品質管理系統中是必要的
    (B)顧客永遠是對的
    (C)顧客了解檢驗流程
    (D)上級總是支持顧客

28. 有關顧客滿意度調查的敘述何者錯誤？
    (A)以問卷調查來進行
    (B)以被動方式來執行
    (C)以小團體討論方式來進行
    (D)需及時分析

29. 有關顧客滿意度調查的敘述何者錯誤？
    (A)使用內部稽核所發覺與顧客相關之問
       題
    (B)調查時間要適當
    (C)對所有顧客使用相同問卷
    (D)使用品質指標來評量顧客的滿意度

30. 最有效調查不符合事件的方法是：
    (A)分析品管數據
    (B)進行顧客滿意度調查

(C)人員表現的評價

(D)魚骨圖

31.持續品質改進中的 PDCA cycle 是源自於：

(A)CLSI　　　　(B)Edwards Deming

(C)ISO 15189　(D)WHO

32.下列何者是藉由減少不必要的過程而提高產值的一種品質流程：

(A)Lean production

(B)LJ chart

(C)PDCA cycle

(D)Six Sigma

33.下列何者屬於文件：

(A)品管圖　　　(B)檢驗結果

(C)品質政策　　(D)排班表

34.有關標準操作手冊之敘述何者是錯誤：

(A)要定期更新

(B)內容包括檢驗名稱與目的

(C)書寫人與審核者的簽名與日期

(D)直接採用仿單最正確

35.文件管制不包含下列何者：

(A)新舊版本並列以供比較

(B)有固定的編碼系統

(C)有文件清冊

(D)有頒布流程

36.下列何者不是資訊管理的重要考量？

(A)正確　　　　(B)及時

(C)美觀　　　　(D)隱私

37.有關能力試驗的敘述何者是錯誤？

(A)使用相同的檢體

(B)由外部機構來主導

(C)檢體重複測試取平均值

(D)可評估檢驗室品質

38.下列何者不是品質主管的職責？

(A)監督品質管理系統

(B)每天執行品管檢體分析

(C)向決策者報告

(D)審查紀錄

39.檢驗室的品質由何人負責？

(A)檢驗室主管　(B)品質主管

(C)人事主管　　(D)所有人員

40.有關品管圈之敘述何者是錯誤的？

(A) 為解決問題而成立

(B)成員被動參加

(C)人數為 8 至 12 人左右

(D)定期集會討論

41.有關醫學檢驗室的認證（accreditation），下列敘述何者是錯誤的？

(A)由授證機構代表來現場評定

(B)依據 ISO/IEC 17011 的規範

(C)有一定的效期

(D)必須遵循當地規範

42.有關醫學檢驗室的認證機構，下列敘述何者是正確的？

(A)依據 ISO/IEC 17011 的規範

(B)由國家代表來評定

(C)所發的證書無效期

(D)不必遵循當地規範

43.有關醫學檢驗室的認證，下列何者是正確的？

(A)由授證機構書面評定

(B)效期一年

(C)依據 ISO/IEC 15189 的規範

(D)效力無法被國際承認

44.下列何者不是檢驗室認證的好處：

(A)符合購買或法規要求

(B)提高競爭力和市場占有率

(C)凸顯自己的能力與可信性

(D)會增加營運成本。

45.下列何者是國內認證機構的縮寫：

(A)ANAB　　　(B)CAP

(C)ILAC　　　(D)TAF

解答

1. C	16. C	31 B
2. D	17 B	32. A
3. B	18. A	33. C
4. A	19. A	34. D
5. D	20. B	35. A
6. C	21. C	36. C
7. B	22. D	37. C
8. C	23. A	38. B
9. A	24. B	39. D
10. D	25. C	40. B
11. A	26. C	41. B
12. B	27. A	42. A
13. C	28. B	43. C
14. D	29. C	44. D
15. D	30. D	45. D

第二章　臨床血液的品質管理

（Quality Management of Clinical Hematology）

李名世

內容大綱

以 ISO 15189 認證規範中的技術要求，說明臨床血液檢驗全面品質管理相關內容

對人員能力的要求

實驗室環境設施之需求

儀器設備之管理

試劑與耗材之管理

檢驗前流程需知

檢驗流程

血液檢驗的品質保證

檢驗後流程

結果的報告

結果的釋出

資訊管理

學習目標

1. 了解以 ISO 15189 認證規範中的技術要求，臨床血液檢驗全面品質管理相關內容
2. 了解對人員能力的要求
3. 了解實驗室環境設施之需求
4. 了解儀器設備之管理
5. 了解試劑與耗材之管理
6. 了解檢驗前流程需知
7. 了解檢驗流程
8. 了解血液檢驗的品質保證
9. 了解檢驗後流程的品質管理
10. 了解結果報告的作業程序
11. 了解結果釋出的品質管制
12. 了解資訊管理作業程序

一、概論

　　臨床檢驗之品質保證，如以檢驗流程而言，可以區分為檢驗前、中及後三個階段，檢驗前流程相關之作業與對人員的要求，包括醫師開立檢驗申請單，病人的準備，檢體之採集，檢體處理及檢體傳送；檢驗中流程則與檢體接受、簽收、執行內部品管及檢驗分析有關；最後的檢驗後流程另與檢驗結果與正式報告的發出息息相關。由此可見，從醫師的照護病人，準備幫病人做檢驗，到有了報告，再施予治療，其中可能出現之錯誤機率極高，因此要討論血液及血凝檢驗之品質管理，就有如乳酪理論，每個細節缺一不可。

　　血液及血凝的檢驗品質管理乃為了維持血液及血凝檢驗的準確度及精密度，而必須藉由全面性的品質管制程序來達成，管制程序則包括檢體採集的正確性，儀器效能的穩定及檢驗報告發出的標準作業程序等，前報告的過程要適當管控。這些作業程序包括實驗室醫事檢驗師的訓練過程是否扎實，內容是否適當；實驗室操作人員間的協調合作是否順暢；實驗室所使用的儀器設備是否定期保養與維護；實驗室建立品質管理系統，由內部品管、參加實驗室間的品管評鑑（能力試驗）及利用品質指標的定期監控，藉以發現問題立即採取有效矯正措施或預防措施，以求達到持續改善的成果；另利用實驗室之自我評估與稽核，導入定期管理審查提出矯正或預防措施的改善方案，以展現實驗室自我管理的能力。

　　因此，本章節將依循 ISO 15189 認證規範中的技術要求，分別敘述血液實驗室對應於此認證規範中之各章節所需具備的品質管理概念，而實驗室執行血液及血凝檢驗相關品質管理作業皆需制定作業程序以為依據。

二、人員的能力

(一)專業技能及考核

　　醫檢師應有血液常規檢查與血凝檢驗之基本檢驗知識，並經過適當的訓練與評估，確認其具有操作血液與血凝檢驗之專業技能，包括血液與血凝檢驗之自動分析儀器之操作、白血球分類及血球形態之判讀及血片製作與染色之能力。考核實驗室工作人員能力之方式，包括筆試或觀察工作人員之實際操作，考核人員確認人員之能力後，才能授予執行檢驗之權力。實驗室管理者並需定期對人員實施持續再訓練，以證明人員能持續保有操作此類檢驗之能力。

(二)一致性評估

　　針對白血球分類或血球形態之判讀檢驗，實驗室應定期實施自動儀器與人工判讀結果及人員與人員間判讀結果一致性之評估，一致性評估的結果要符合實驗室訂定的允收標準，以確保白血球分類與血球形態檢驗結果的品質。

三、環境與設施

㈠空間的要求

實驗室除了實驗必要之操作空間外也要能提供相關儲存空間與條件，以確保任何可能影響檢驗結果品質的物質，如血液檢體、試劑及耗材等，皆能妥善保存。

㈡儲存空間之條件

環境與設施的要求，尚包括操作血液檢驗實驗室之溫、溼度監控及儲存設備如冰箱之溫度查核。實驗室如非 24 小時操作區域，可考量自動溫控與自動警報系統之可行性，以確保儲存冰箱等設備的效能能安全無虞地符合保存條件。

四、儀器設備

㈠儀器性能

血液及血凝檢驗儀器設備於使用前，實驗室有責任查證這些設備之性能可達到或符合檢驗相關要求，且設備應為國家法規通過許可之體外醫療器材。儀器設備符合檢驗所需之性能包括準確度（accuracy）、精密度（precision）、分析測量範圍（analytical measurement range, AMR）、分析靈敏度（analytical sensitivety）、分析特異性（analytical specificity）、線性（linearity）、測量極限（limit of detection）及量測不確定度（measurement uncertainty）等，實驗室皆需一一查證其性能是否符合要求。

㈡儀器間之相關性

實驗室若有其他的儀器設備操作相同檢驗項目，則儀器間之相關性比對必須定期執行。例如以病人檢體為測試檢體分別於不同之儀器分析，求其 r 或 r^2，其允收標準以 WBC 為例，r $\geqq$ 0.975（或 r^2 $\geqq$ 0.95）（根據 CLSI EP9-A）或 Bias $\leqq$ 15%（根據 CLIA'88），若檢驗項目無公正單位的相關標準可作為允收依據，則可參考儀器廠商提供之規範內容。

㈢儀器設備之維護與保養

儀器設備之維護保養計畫，包括保養頻率與項目，實驗室至少依據儀器製造商時程表或說明書之內容執行，維護保養的分級可為：日、週、月、季、半年及一年等，儀器設備之維護保養後，必須確認儀器之性能不變，其依據由實驗室制定規範，所有的資料皆需留存紀錄。

㈣儀器故障

血液檢驗設備若發現異常或故障，必須停用，直至經過維修且經查證符合可接受的準則為止，這些準則可依實驗室自訂或經儀器廠商之建議，如實驗室要求儀器設備經維修後必須執行品管測試，其可接受的準則，則執行內部品管時之品管規則。

㈤儀器參數查核

血液儀器設備於定期之維護保養或經維修後，於復機使用前也要查核其相關參數是否被更動。

㈥操作模式

有些血液常規檢驗儀器會有開蓋或穿刺兩種操作模式，當兩種操作模式於儀器中使用不同的分析管路時，實驗室需定期評估並校正之。

㈦儀器校正／校正驗證

血液儀器校正時機：外部品管發生錯誤，儀器更換與定量有關的元件時，例如檢體切換閥、流路、微量定量器、真空／壓力幫浦等等（由廠商工程維修人員判定）或依儀器製造商建議（如每六個月校正一次）。

㈧紀錄保存

以上執行之作業，皆需留下紀錄。在設備使用期限內，這些紀錄應加以維持並可供隨時取閱或依實驗室紀錄管制程序的規定保存更長期限。

五、試劑與耗材

㈠儲存環境

血液與血凝檢驗試劑與耗材之管理，包括接收、儲存、驗收、測試與庫存管理。如果廠商交貨儲存地點不在檢驗室，實驗室應查證相關單位是否有適當之環境與措施，應依據製造商使用者手冊或操作說明書規格，儲存試劑與耗材。

㈡驗收與允收

實驗室應建立試劑與耗材驗收與允收之標準作業程序，明訂驗收時必須查核的項目，如數目、效期及送交實驗室時試劑與耗材的狀況；允收時的準則，如同一個檢體以新舊兩個批號之試劑分析所得到之結果，訂定可以接受之誤差範圍，以為允收之標準。若血凝項目為檢測活性反應，如 PT，aPTT 等凝血時間，應評估是否影響參考區間，應加以確認 PT 之 ISI 是否正確。驗收允收後，應將不合格試劑清楚標示以防止誤用。

㈢庫存管理

建立庫存管理系統，以防止試劑耗材之過期或缺貨。庫存管理系統應包括之內容有進出貨之日期及數量、末效期及安全庫存量等，試劑耗材以先進先出為原則。

六、檢驗前流程

㈠採檢資訊

實驗室應編制採檢手冊或利用資訊系統提供病人或醫療照護人員使用，其內容包括：血液及血凝檢體採集所使用之試管；試管內正確的抗凝劑；檢驗所需的檢體量，尤其是血凝檢驗其抗凝劑與採檢之血量比例為 1：9，即若抗凝劑為 0.5 mL 時，則應採血 4.5 mL；運送檢體的要求說明，如檢體傳送箱內是否需監測溫度；實驗室檢體拒收的準則，次佳檢體，例如採血量不正確，使用替代抗凝劑，受干擾但可採信部分項目或臨床仍要求發出報告，應在報告上顯示警語或備註；生物參考區間之宣告；臨床決策值等。

(二)檢體處理

因為血凝檢驗之檢體採集後若無法於4小時內操作完成，某些檢驗項目其結果會受到干擾，實驗室需先將檢體前處理，包括將檢體離心及分離血漿後保存於冰箱冷藏或冷凍；而血球可能因時間與環境溫度因素影響血球體積或白血球分類，實驗室應參考製造商使用者手冊或操作說明書規格確認檢體穩定的時間，包括可接受再檢時間，應寫入採檢手冊。所以實驗室應建立檢體監測系統，監測點分別為檢體採集日期與時間、實驗室接受檢體之日期與時間及實際操作檢驗分析時間等。

(三)生物參考區間

生物參考區間可以自行建置或延用相關單位之數據，但需依據 CLSI C-28A3 之規範進行驗證，實驗室亦可以制定作業程序規範生物參考區間之審查、驗證或修正等。

(四)身分確認

實驗室於檢驗前流程中規範，採檢前務必確認病人的身分，確認的內容，依各實驗室規定，但至少必須包括兩種以上（含）身分之確認。

七、檢驗流程

(一)檢驗程序

執行血液檢驗項目時，建議實驗室參考 ISO 15189 醫學實驗室──品質與能力要求之實驗室認證規範（TAF-CNLA-R02(3)）中技術要求之 5.5.3 檢驗程序的文件化內容，制定相關之檢驗程序，包括檢驗的目的；檢驗所使用程序的原理與方法；性能特徵；檢體的種類；病人採檢前的準備；採檢容器與添加劑的種類；所需的設備與試劑；環境與安全管制；校正程序；檢驗程序；品質管制程序；干擾物質；計算結果程序的原理；生物參考區間或臨床決策值；檢驗結果的可報告區間；結果不在量測區間內時，決定定量結果的說明；警告／危急值；實驗室的臨床解釋；變異的潛在來源及參考文件。

(二)檢驗方法

此程序文件中提到方法限制，需注意檢驗方法之分析靈敏度；分析特異性；精密度；準確度；是否會因檢體本身的黃疸、脂血及溶血等因素而干擾檢驗結果，如脂血會干擾血液常規檢驗之血色素及血液凝固檢查之結果等。

(三)檢驗程序之變更

當檢驗程序改變或其他因素致使生物參考區間可能不再適用時，實驗室應審查是否需修正原生物參考區間的範圍。

(四)運算方法

如實驗室執行血液檢驗時，應於作業程序中明定其運算方法，如 MNPT（Mean of Normal Prothrombin Time）的分析程序。實驗室建立MNPT之程序如下：

1. 材料來源：常規檢體。

2. 種類、數量：收集 20 個健康者檢體。

表2-1　MNPT紀錄表單

中山醫學大學附設醫院一般檢驗組

MNPT（Mean Normal Prothrombin Time）建立記錄表單

儀器名稱：

評估項目：PT

試劑名稱：

執行日期：

執行人員：

序號	PT 秒數	PT 秒數之 log 值
1		#NUM!
2		#NUM!
3		#NUM!
4		#NUM!
5		#NUM!
6		#NUM!
7		#NUM!
8		#NUM!
9		#NUM!
10		#NUM!
11		#NUM!
12		#NUM!
13		#NUM!
14		#NUM!
15		#NUM!
16		#NUM!
17		#NUM!
18		#NUM!
19		#NUM!
20		#NUM!
所有對數值之平均	#DIV/0!	#NUM!
MNPT (anti-log of Mean log)		#NUM!

組長：＿＿＿＿＿＿＿＿＿＿＿＿

檢體條件為其無凝固疾病病史、肝功能正常（GOT、GPT 數據均落在正常參考範圍內）、無服用影響血液凝固測試的藥物。

3. 操作時機：更換新批號PT試劑時。

4. 操作方式：由線上人員操作，每支檢體以新批號 PT 試劑測定，各測定值取 log 值，再取 20 個 log 值的平均值。再將此 log 值的平均值取 anti-log 值，即 MNPT。

5. 將相關數據記錄於表單中（如表 2-1）。

八、血液檢驗的品質保證

(一)品管物質

　　血液檢驗的品管作業通常是使用由廠商製造提供之商品化的品管血液或血漿，可包括三種已知的濃度，分別為低值、正常值及高值三種。使用品管檢體時，雖廠商已標示經相關感染檢驗項目測試結果為陰性，但吾等仍需將品管血液視為一般病人，有可能導致感染之檢體，依照實驗室為避免感染所採取之相關規範處理這些品管檢體。品管檢體之需求：穩定性高，每瓶間差異小，與血液之基質相同或相似，有不同的濃度，含有多種項目。

(二)品管物質之保存

　　品管物質依製造商之建議條件保存，一般以冷藏方式（2-8°C）儲存。未開封或未開始使用的品管物質，可保存至有效期前使用，但若已開封或已開始使用的品管血液就必須依照實驗室的規範只能於其規定的時間內使用，例如臨床血液的品管液只要開封開始使用後，就無法一直使用至瓶身上所標示之末效期；血液凝固檢驗的品管液一經泡製好開始使用後，要有規範使用期限，以上兩種試劑實驗室應自行規範其使用期限或遵循試劑製造商於試劑說明書內之建議。若實驗室意圖改變儲存條件以增加開封後的末效期，應加以驗證，並留存文件。

(三)品管執行頻率

　　臨床血液內部品管執行之頻率為開機時執行一次，並視實驗室實際作業方式，例如是否 24 小時操作及檢驗檢體量之多寡，另訂定其執行頻率。

(四)監測項目

　　血液常規檢驗之品管監測項目可包括 WBC、RBC、HGB、HCT、MCV、MCH、MCHC、RDW-SD、RDW-CV、PLT，及 D.C.（白血球分類），其包括 NEUT%、LYM%、MONO%、EO%、BA%、IG% 等六項，另視品管血液之種類尚可包括 RET%、NRBC%、IRF%、IPF% 等項目。血液凝固檢驗之品管監測項目可包括 PT、aPTT 及 fibrinogen 等。

(五)操作方式

　　臨床血液檢驗之品管操作方式請參照廠商說明書內容執行。

㈥品管結果之登錄

每次品管執行後的結果，可以人工登錄或採資訊系統自動傳輸方式儲存，並將品管結果繪製成 L-J chart。

㈦內部品管結果之判讀

每次品管執行後，操作者必須判讀其結果是否符合實驗室品管規則之要求，實驗室制定品管規則應有所依據。品管結果若出現異常即不符合品管規則時，實驗室應立即依照實驗室之品管異常處理流程，檢討原因並矯正後，才能執行檢驗。

㈧品管規則

各實驗室要依各自的情況與條件建立品管規則並予以文件化，品管規則可參考 Westgard Rules 而制定，如將品管規則 1_{2S} 訂為 Warning Rule ，而 1_{3S}、2 of 3_{2S}、3_{1S}、R_{4S} 訂為 Rejection Rule。實驗室除執行例行之品管外，並應長期監控實驗室血液品管液各濃度的 Mean、CV%、Peer Mean 及 Total Error 等資訊，以作為實驗室長期品管監控之參考。

㈨內、外部品管

臨床血液檢驗品管分為內部品管與外部品管，內部品管為實驗室自行以品管液依實驗室規定之程序執行，內部品管主要與精密度有關。實驗室的精密度高，但其準確度不一定高，所以實驗室仍要參加外部品管，藉以發現準確度的異常。精密度與準確度的關係，如圖 2-1 之說明。

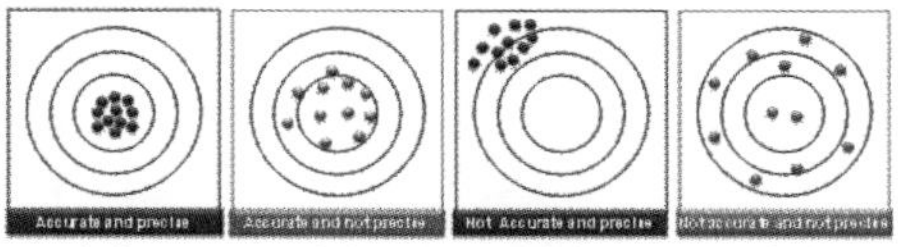

(1)　(2)　(3)　(4)

圖 2-1　精密度與準確度關係圖：從左到右說明：(1)準確度與精密度皆佳；(2)準確度佳但精密度不佳；(3)準確度不佳但精密度佳；(4)準確度與精密度皆不佳。

㈩品管物質之穩定性

內部品管液之穩定性與下列有關：使用商品化品管液；取得足夠的品管血液；觀察品管液是否溶血（利用離心或靜置，可以觀察得到）；分析後儘速放回冰箱；減少開瓶次數；用自動穿刺分析模式；事先評估長期累計的 SD，若因導入新機而暫不能取得，應使用製造商提供的 QC Limit（視為 3SD）；確認 Target Value；Levey-Jennings Chart 品管圖之運用等。

(十一)內部品管圖

內部品管圖主要為 L-J chart，繪製品管圖要先求出 mean 及 SD 等，其步驟如下：

1. L-J chart

   先求出平均值（mean, $\overline{X}$）及標準偏差（SD），利用平均值與 SD 再畫出上管制線與下管制線，如圖 2-2 所示，圖中有 stop 的線代表±3SD 的上及下管制線，以這張 QC chart 而言，已有一點已超出上管制線外，表示內部品管異常。

2. 步驟

   (1)品管檢體之選取

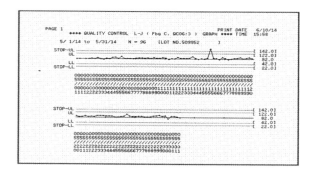

圖 2-2　內部品管圖，L-J Chart

(2)品管濃度之選取。

(3)目標值（Target）：應與現行舊批號平行測試，在現行品管不違反規則的前提下，至少收集 20 個數據，連續 5 個工作天，每天操作 4 次，但不可於同一時段執行，求出平均值作為新批號目標值。

(4)第一次使用的場合儀器商應先執行校正程序後收集品管數據的平均做為目標值。

(5)標準偏差（SD）：每月期末計算該批號累計 SD，連續 6 個月，每月計算出該月 SD，求出平均值作為長期的 L-J Chart 之標準偏差值，並定期檢討其適用性，例如太小（嚴格）或太大（寬鬆）。

(6)訂出各種範圍（容許線、警告線、行動線）。

(7)繪製品管圖。

㈢能力試驗

血液檢驗的外部品管，主要是實驗室參加能力試驗（proficiency test）測試。目前國內大部分醫學實驗室主要參加的能力試驗計畫之機構包括 CAP 及台灣醫事檢驗學會等。而台灣醫事檢驗學會之能力試驗計畫，已取得 ISO 17043 之認證，成為國內提供能力試驗測試之機構。實驗室參加能力試驗計畫時，必須要制定作業程序。能力試驗之作業程序，首先從測試檢體寄達參加之實驗室開始，由統一窗口接收，窗口登錄後傳送至接受測試之單位，測試單位簽收後，分派實際操作者執行檢驗，再謄寫報告後經指定人員審核簽署，再將報告送回接收測試件之統一窗口登錄後，正式寄出測試結果報告。以台灣醫事檢驗學會之能力試驗為例，當能力試驗結果報告寄達主辦單位後，血液檢驗依儀器型號分組，而血凝檢驗則依試劑廠牌分組，主辦單位利用統計軟體依主辦單位之分析方法分析後，得到各組之統計結果與檢驗數據，再依各組的結果判定每個參加單位的成績是否滿意或可接受。實驗室接到正式報告後，經指定人員審查後，於適當會議中宣導，若有異常報告，則導入實驗室之不符合事件作業程序，找出真正原因，判

定為系統性誤差或隨機誤差，然後進行矯正措施與處理，並留下紀錄。

九、檢驗後流程

(一)結果審查

檢驗結果應在內部品管通過後，並經實驗室授權人員審查，盡可能藉助臨床資訊功能，包括比對先前之結果或利用自動驗證之管理功能後，發出正式報告。實驗室審查報告時，常使用的系統性審查作為，包括歷史值的評估（delta check）、極端值的評估（limited check）及危急值的評估（panic check）等。

(二)檢體保存

實驗室應該在程序中明定檢體的保存期限，如果有法律責任考量之檢體，應另行規範，要求保留較長時間。

(三)報告複審

血液檢驗報告若以手工輸入，例如以人工閱片方式發出白血球分類的結果，則實驗室務必執行複審報告流程，避免人為疏失，確保報告輸入無誤。

十、結果的報告

(一)報告格式

報告的格式與欄位，實驗室應明訂，如 PT 的報告是以 sec. 或 INR（international normalized ratio）發出，必須格式化。INR 之計算 ＝（患者PT秒數 / MNPT）[ISI]，ISI

（international sensitivity index）的數據會於廠商每批號之試劑說明書中呈現。

(二)危急值的處理

遇到有危急值的報告應依實驗室標準作業程序發出並執行危急值通報作業，所有形式的通報皆需留下紀錄。

(三)報告內容

參考ISO 15189醫學實驗室 —— 品質與能力要求之5.8.3報告內容規範，檢驗報告的內容應該包括但不限於以下的資料：清晰、明確的檢驗項目識別；出具報告實驗室的識別；由受委託實驗室執行的所有檢驗項目的識別；每頁報告均有病人的識別與所在地點；申請人姓名或其他唯一識別與申請人的詳細聯絡資料；原始樣本採檢日期（與時間，當與病人照護有關與可行時）；原始樣本的種類；量測程序，當可行時；檢驗結果的單位之適當性；生物參考區間或臨床決策值；結果的解釋，當適當時；其他備註，如檢體的品質（溶血）；研究或發展方案一部分檢驗的識別；審查結果與授權發送報告人員的識別；報告的日期及發送的時間；頁碼與總頁數等。

十一、結果的釋出

(一)口頭報告

血液及血凝的檢驗報告因有其急迫性，如是否要緊急輸血需要血色素的結果；血管阻塞用了抗凝血劑，為了監測其

血中藥物之濃度，所以檢驗室應該會會碰到口頭報告之臨床需求。有可能發生口頭報告或發出臨時報告時，切記要訂有程序規範，要求所有口頭報告或臨時報告發出後一定要做確認且應予以記錄，以避免最終的正式報告與口頭報告或臨時報告有所差異。

(二)報告自動驗證

如果實驗室有使用自動篩選（自動驗證）報告的程序，則其使用之準則應明定、評估、定期複驗等規範並經核准，才能使用。

(三)報告的修改

常規血液及血凝報告若確認必須修改時，務必設定管制程序。修改報告發生後務必執行通報至報告使用者之當事人，也需留下通報紀錄。尤其經修改之報告應有標示或提示，並能利用各種方式追溯到原始報告。

十二、資訊管理

(一)資訊安全

應確保資訊系統之安全，所有經由資訊執行的動作包括取得、輸入、更改與授權，皆應追溯得到當事人；資訊功能之使用務必清楚依職務需要授權。

(二)資訊管理

資訊管理程序文件化，包括儀器供應商提供之資訊系統，實驗室亦必須經查證或確認後才可使用，並將各種資訊系統之程序明訂，加以文件化再使用，變更或更新時亦同。

十三、實例說明

以下以某醫院之 X 臨床醫師因臨床照護需要，開了一項血液凝固檢驗：凝血酶原時間（prothrombin time, PT）為例，說明血凝檢驗的品管：從醫師開立檢驗單開始，到檢驗報告的發出，這個血凝檢驗的所有程序是否正確，皆直接、間接影響這項檢驗報告的品質，佐以上述所提及之品質管理之重點，更能說明檢驗結果的品質管理是整體性的。

(一)檢驗前流程

首先執行的是品質管理為檢驗前流程的監測：醫師開立檢驗申請單時，實驗室應提供如檢驗手冊或採檢手冊等檢驗資訊，說明 prothrombin time 檢驗之檢體收受時間、使用抽血試管之種類及血液之採集量等。當住院病人之檢體送達檢驗科時，醫事檢驗師先簽收檢體，此時簽收人員必須詳細核對試管種類是否為內含 3.2% sodium citrate 的血液凝固檢驗專用試管；採檢量是否符合血量與抗凝劑 9：1 之要求；檢體標籤上的資訊與檢驗單內容是否一致；用以判斷檢體是否能符合檢體採檢後到檢驗分析完成時間差的規範。另外，實驗室應注意檢體本身的情況是否適合檢驗分析，如檢體是否呈現溶血或高血脂的現象，這些檢體則於分析前要先處理再行

檢驗，如高血脂的檢體先行高速離心去除干擾的因素後再進行分析，且於檢驗報告上加註檢體狀況，提供臨床醫療人員參考。

(二) 檢驗流程及品管

檢體確認無誤後，接著是檢驗流程的階段。實驗室必須確認分析儀器的內部品管是否合格，在規定之期間內務必有合格的內部品管前提下，才進行檢體檢測。內部品管執行的頻率與品管規則，可參考其他實驗室的作法，但不必完全沿襲其規範，每個實驗室可因實際的條件與現況之要求而自行制定之，例如醫學中心執行品管之頻率、時機與品管規則的要求，可能為每8小時執行一次，品管規則訂定為不超過正負兩個 SD（± 2SD），可能不同於地區醫院實驗室的每12個小時執行一次，而品管規則為不連續兩次超過正負兩個SD（± 2SD）或不超過正負三個SD（± 3SD）之規範。血液檢驗品質管理之執行，除內部品管外，實驗室也應定期參加外部品管計畫或稱能力試驗計畫，以確認檢驗分析的準確度。

(三) 檢驗分析後流程

檢驗分析後，檢驗結果發出正式報告前，仍需進行品質管理，此作業程序稱為檢驗後流程。此項 prothrombin time 檢驗，乃血液凝固功能之監測檢驗，與病人的血液恆定狀況息息相關，病人的出血或血栓在臨床醫療照護運用甚廣，如由儀器分析得到檢驗結果後，醫事檢驗師對於此儀器

分析的結果先行審視。查核檢驗結果可能出現系統性或偶發性的誤差，所利用的技術手法與功能，包括歷史值評估（delta check）、極端值的評估（limit check）及危急值評估（panic check）。檢驗結果若屬危急值範圍，務必即時通知醫療照護人員，危急值的訂定則經由實驗室與臨床醫師之溝通而設定，危險值通報的作業程序包括被通知的對象為主治醫師、開單醫師或護士，方式則為簡訊、資訊傳呼、電腦銀幕提示或電話通知等，皆依每個醫院之規範而不盡相同。檢驗結果於上述各種評估或驗證步驟確認無誤後，才發出此項血液凝固的正式檢驗報告。

參考文獻

1. SM Lewis, BJ Bain, l Bates. *Dacie and Lewis Practical Hematology.* 12th ed. Elsevier, 2017, p.533-545.

2. Alvin H. Schmaier, Lilli M. Petruzzelli. *Hematology for the medical student.* Lippincott Williams & Wilkins, 2003, p.1-5.

3. Renu Saxena, HP Pati. *Laboratory Techniques in Hematology*, 2008, p.379-405.

4. George S Cembrowski, R Neill Carey. *Laboratory Quality Management.* ASCP, 1989.

5. ISO 15189 醫學實驗室-品質與能力要求之實驗室認證規範（TAF-CNLA-R02 (3)）

6. www.Westgard.com

7. NCCLS H20-A

8. CLSI C-28A3

9. CLSI EP9-A

10.CLSI C24

11.CLIA'88

學習評估

(一)是非題

1. 當執行血液凝固檢驗之 prothrombin time （PT）項目時，如果病人為新生兒，為了病人權益應該盡量減少採檢之血量。

2. 血凝檢驗儀器內部品管執行的次數，越多越好。

3. 血液常規檢查的品管規則，各醫院皆定為± 2SD。

4. 只要做好臨床血液及血凝的內部品管，就表示其品質管理得很好。

5. 臨床血液及血凝的內部品管操作後，如果有急作的檢驗報告，則為追求時效，先發出正式報告後再行品管結果之審視。

6. 當臨床血液及血凝的能力試驗報告回來後，為求長期監控其表現，並整體評估其結果，最好於年終時再一併檢討其結果。

7. 如果有發現臨床血液及血凝檢驗的檢體不適合檢驗，但已不易或無法再次取得時，也只好發出報告。

8. 內部品管圖（L-J Chart）上，可以清楚呈現有關 bias 的資訊。

9. 臨床血液白血球分類計數之檢驗，人工判讀比自動儀器準確可靠且一致性高。

10.臨床血液及血液凝固檢驗的檢驗品質，只要做好內部品管及外部品管就可達到。

(二)選擇題

1. 當發現血液檢驗儀器內部品管的結果超出可接受範圍時，實驗室應
   (A)依照實驗室制定的內部異常處理流程執行
   (B)趕快找儀器維修人員
   (C)儘速報告主管
   (D)逕行執行儀器校正

2. 要做好臨床血液及血凝的品質管理，需包括哪些程序的管理？(1)檢驗前流程(2)檢驗流程(3)檢驗後流程：
   (A)(1)
   (B)(1)＋(2)
   (C)(2)＋(3)
   (D)(1)＋(2)＋(3)

3. 當檢驗結果出現以下何值時，就務必執行通報作業？
   (A)異常值
   (B)儀器極端值
   (C)危險值
   (D)正常值

4. 臨床血液及血凝的內部品管圖，主要以下列何種品管圖表現？
   (A)魚骨圖
   (B)L-J Chart
   (C)雷達圖
   (D)流程圖

5. 繪製Levey-Jennings Chart 品管圖，必須包括的內容，何者除外？
   (A) mean
   (B) SD
   (C)管制線
   (D) bias

6. 於臨床血液及血凝的內部品管圖上，下列敘述何者比較可能發生在單純的系統性誤差（system error）？

(A)準確度佳與精密度皆佳

(B)準確度佳但精密度不佳

(C)準確度不佳但精密度佳

(D)準確度與精密度皆不佳

7. 臨床血液及血凝的報告發出前，會系統性的審核病人的結果，其中比較這次與上次檢驗結果的差異後再發出報告，謂之：？

(A)歷史值評估（delta check）

(B)極端值的評估（limit check）

(C)危急值評估（panic check）

(D)以上皆非

8. 凝血酶原時間（prothrombin time, PT）檢驗為血液凝固試驗，採檢的血液量與試管內含的抗凝固劑的比例是否正確，對實驗結果會有很大的影響，請問採集的血量與抗凝劑的比例為

(A) 1：9　　　(B) 9：1

(C) 1：3　　　(D) 3：1

9. 臨床血液檢驗報告發出後，檢體應該保存多久？

(A)越久越好　　(B)5 天

(C)7 天　　　　(D)依各實驗室之規範

10.臨床血液及血液凝固檢驗的品管物質，於開封或泡製開始使用後，有關其使用期限的訂定，下列何者為佳？

(A)為考量成本，所以用完為止

(B)由實驗室經評估後自行訂定之

(C)作到內部品管不合格時

(D)參考其他實驗室之期限

解答

是非題

1.（X）	6.（X）
2.（X）	7.（X）
3.（X）	8.（X）
4.（X）	9.（X）
5.（X）	10.（X）

選擇題

1. A	6. C
2. D	7. A
3. C	8. B
4. B	9. D
5. D	10. B

第三章　生化、血清與濫用藥物檢驗的品質管理
（Quality Management in Clinical Chemistry, Serology and Drug Abuse）

謝淑珠

內容大綱

生化與血清定量檢驗的品質管理

濫用藥物檢驗的品質管理

學習目標

1. 區分系統誤差與隨機誤差以及如何量測
2. 了解臨床定量檢驗內部品質控制的概念與做法
3. 敘述品管檢體的使用與限制
4. 品管規則的特性分析與品質規劃
5. 了解利用病人檢驗數據監測品質
6. 了解濫用藥物檢驗的品質管理

生化與血清定量檢驗的品質管理

　　檢驗的品質管理可以確保檢驗結果的正確性與及時性，而在臨床生化包括藥物監測、荷爾蒙等、血清免疫等定量檢驗所使用的檢驗品質控制，稱之為量化檢驗的統計品質控制（statistical quality control, SQC），是品質管理系統裡屬於流程控制的一環。流程控制包括檢驗前、檢驗中，以及檢驗後的品質控制。檢驗流程控制可以分為儀器的校正、維護保養、品質控制（內部），以及能力試驗（外部）。本章主要介紹內部品質控制。

一、何謂內部品質控制？

　　檢驗室制定的品質控制程序用來監測檢驗系統、方法及結果的正確性。在執行病人檢體的檢驗，同時檢驗品管檢體（QC materials），這些品管檢體的檢驗結果已制定一個可接受範圍。當品管檢體的檢驗結果是在可接受範圍內，就可判定檢測是在穩定狀況，並釋出病人檢體的報告。一旦品管檢體的結果不在可接受範圍即品管失效（out of control），則須停止檢驗，尋找原因並採取更正措施，再重檢品管檢體與病人檢體。基本原則是利用品管檢體來監測檢驗系統運作是否穩定，偵測檢驗是否有錯誤，確保病人檢驗結果的準確性與一致性；以提升臨床診斷、處置的正確性及病人安全。

　　內部品質控制很重要的一環，是決定品管檢體檢驗結果的可接受範圍，此可接受範圍的訂定是依據檢驗室針對每一檢驗的品質目標（quality goal），以及檢驗的性能特性（performance characteristics，即檢驗的系統誤差與隨機誤差），進行品質規劃（quality plan），選取的合適品管規則，並實施基於風險的統計品質控制策略。品管規則之性能特性包括偵錯率（probability of error detection, P_{ed}），與假性拒絕率（probability of false rejection, P_{fr}）。不同品管規則會有不同的性能，理想的品管規則，$P_{ed} \geq 0.9$ 而且 $P_{fr} \leq 0.05$。若品管檢體的可接受範圍太寬，會使偵錯率下降；反之，品管檢體的可接受範圍太窄，則會使假性拒絕率上升。檢驗室應依據每一個檢驗的分析性能規劃合適的品管規則。常用的品管規則有下列兩種：

(一)單一規則

　　例如目前最多檢驗室使用的 1_{2s}，使用品管檢體重覆檢驗至少 20 次，計算平均值（mean）與標準差（standard deviation, SD），再以 mean±2SD 做為品管檢體的可接受範圍。若有 1 次品管檢體結果超出 mean±2SD 範圍（圖 3-1），就判定不穩

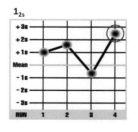

圖 3-1　品管規則 1_{2s} 示意圖

定測定的發生，品管失效；病人檢體的檢驗報告不可發出。發生不穩定測定可能是隨機誤差或系統誤差改變所造成的。這個 1_{2s} 品管規則，當品管檢體支數（N）為 1 時，檢驗結果落在 mean±2SD 範圍內的機率為 0.955；但當品管檢體 N = 2，2 支品管檢體之檢驗結果皆落在 mean±2SD 範圍內的機率為 0.955^2；換句話說，至少有 1 支品管檢體的結果超出 mean±2SD 範圍的機率為 $1 - 0.955^2$（大約為 9%），此即為假性拒絕率。使用 1_{2s} 品管規則以及 2 支品管檢體，P_{fr} 會高達約 9%。因此 Westgard 先生提出另一種多規則的品管規則，稱之為 Westgard multi-rule。其他的單一規則如 $1_{2.5s}$、1_{3s}，皆可依據檢驗方法性能來使用。

(二) Westgard multi-rule

　　Westgard 多規則品管（圖 3-2），使用 1_{2s} 做為門檻，當品管結果超出 mean±2SD 範圍，就配搭其他規則來審視檢測系統是否正確。使用多規則品管的好處是一方面可降低 P_{fr}，二方面可以協助判斷檢驗誤差的種類是屬於系統性的（2_{2s}、4_{1s}、$10_{\bar{x}}$），還是隨機性的（1_{3s}、R_{4s}）。

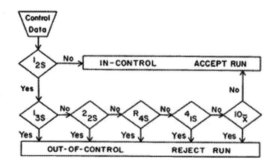

圖 3-2　Westgard 多規則品質控制方法流程圖

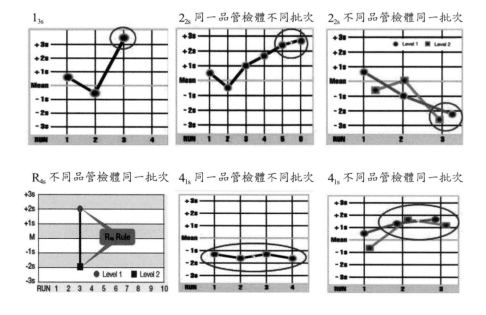

圖 3-3　Westgard 1_{3s}、2_{2s}、R_{4s} 及 4_{1s} 品管規則示意圖

最後一個品管規則 $10_\bar{x}$ 則檢驗室主管可以依其檢驗品質管理政策，修改為 $7_\bar{x}$、$8_\bar{x}$、$9_\bar{x}$、$12_\bar{x}$ 等（圖3-4）。

近年來，由於檢驗室多使用電腦來協助判定品管檢體結果是否可以接受；以及新版 CLSI 指引 C24-Ed4 建議的「基於風險的統計品質控制策略」，檢驗室須有恰當的 run size 來減少因檢驗系統出錯的病人錯誤報告份數，以降低病人風險。所謂 run size 是指在連續操作病人檢體的自動化儀器之品管頻率，每間隔多少支病人檢體需要執行一次品管檢體。例如每 50 支病人檢體作一次品管檢體，則 run size = 50。因此新版的 Westgard 多規則品管建議刪除 1_{2s}，使用 Westgard Sigma Rules 的圖型工具（圖3-5），依據每個檢驗的 sigma metric，來決定用哪些 Westgard 多規則、品管支數（N）以及品管頻率。

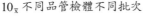

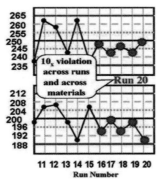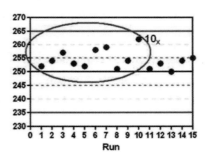

可以依照檢驗室的品管政策不同，制定 $7_\bar{x}$、$8_\bar{x}$、$9_\bar{x}$、$10_\bar{x}$、或是 $12_\bar{x}$

圖 3-4　Westgard $10_\bar{x}$ 品管規則示意圖

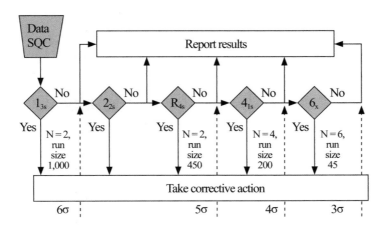

圖3-5　Westgard Sigma Rules with run sizes（摘自參考文獻2）。

在檢驗室的標準操作程序（standard operating procedures, SOP）應描述每一檢驗使用的品管檢體、品管規則（品管檢體的可接受範圍）、品管支數（N），以及品管頻率（run size）。此外，儀器使用標準品校正，所得到的校正線或校正參數對檢驗的準確性非常重要；校正後必須使用品管檢體驗證校正的可接受性。使用新批號校正液前需先進行校正查證。在校正液批號更動時，新的校正線（或參數）一定要使用品管檢體來確效；當品管檢體的結果落在可接受的範圍內，以確認新批號的適用性。但是，為避免檢驗試劑、校正液及品管檢體皆源自同一廠商，可能無法偵測誤差的發生，因此在校正液批號更動時，使用新舊批號分別執行校正後，必須緊接著用相同病人檢體進行檢核，確認無系統誤差後才可以使用新批號校正液。這些都應在 SOP 內容敘述以確保每位醫檢師的操作符合規範。

二、**統計品質控制**（Statistical quality control, SQC）

SQC 分為二個部分，一個是利用品管檢體來監測檢驗流程是否穩定運行（stable measurement）及檢驗結果的正確性，以決定是否可以將病人檢體的檢驗報告發出。另一個是利用病人的檢驗數據進行分析，可以幫助評估檢驗前、中、後的誤差，確保檢驗結果的正確性。

利用品管檢體來監測檢驗流程的穩定運行

(一)品管檢體的選擇

在量化檢驗通常會使用至少兩個不同濃度（一在低值，一在高值）的品管檢體；但若是非線性檢驗（如免疫分析），可能會增加一個介於中間濃度的品管檢體。品管檢體可以購自廠商，但需確保產品的穩定，可以使用一年以上的期限，所選用的品管規則需有足夠偵錯率（P_{ed}），但需避免假性拒絕率（P_{fr}），以免消耗物力、人力及延誤報告時效。

(二)品管檢體的操作頻率

品管檢體的操作次數取決於每一檢驗的

1. 方法穩定性
2. 可容許總誤差
3. 病人檢體量
4. 發生失誤的風險

因此每個檢驗室可以依照其檢驗系統／方法的性能特性，訂定品管檢體的操作頻率。依據 CLIA 規範，每 24 小時至少做一次有 2 個不同濃度的品管檢體；若是部分檢驗因廠商建議或檢驗室依據病人風險管理的需求，則應增加品管檢體的操作頻率。圖 3-5 是 Westgard six-sigma 品管工具圖，依據每一檢驗 sigma 值，建議使用的品管規則與頻率。此外，一些特定檢驗如血液氣體分析，CLIA'88 規定每 8 小時至少做高及低濃度的品管檢體；而且，除非儀器會至少每 30 分鐘自動校

正，否則在操作每一支病人檢體時，需同時做一個品管檢體。

(三)品管檢體的限制

1. 品管檢體與臨床（病人）檢體不一定具有「互通性」（"commutable" with nature patient samples）。所謂互通性品管檢體（commutable QC materials），係指品管檢體在檢驗系統的反應力與真正病人檢體的反應力是具有相當程度的符合。通常品管檢體與實際病人檢體反應力不同是因為基質效應（matrix effect）。

2. 品管檢體在儲存期間，有部分成分已降解（deteriorate），無法維持其穩定性，而使檢驗結果有差異。

3. 品管檢體只能偵測檢驗中的誤差，無法偵測到檢驗前或檢驗後的誤差。

(四)品管檢體目標值及標準差的建立

建立品管檢體的目標值及標準差來判定檢驗系統穩定檢測的情形，監測檢驗系統是否發生不穩定測定（unstable measurement），而導致檢驗誤差超出可容許的範圍，影響檢驗結果的正確性。

品管檢體的目標值及標準差的建立，根據臨床與檢驗室標準協會（CLSI）指引，在檢驗系統正確校正及操作情況下，建議品管檢體至少在 20 天測定 20 次，計算其平均值與標準差。最好在這 20 天內，校正頻率超過 1 次以上，以使標準差的計算含蓋不同批次的校正。若是無

法執行 20 天的操作，可以用較短的時間（如每天測定 4 次測 5 天）先行建立目標值（平均值），但需在多天的結果產出時，重新評估目標值。若是品管檢體更改批號，可以與舊批號併測 10 天（每天一次）；若有 2 台相同儀器可以每天各 1 次縮短成 5 天，進行 crossover study，計算 10 次的平均值作為新批號品管檢體的目標值。標準差則採用舊的長期標準差或 CV 值。

有些品管檢體會有廠商提供的目標值及範圍，稱為 assayed control materials。這種廠商提供的目標值可以在檢驗室暫時先套用，但務必在自己檢驗室有足夠的品管檢體數據後，重新評估目標值的合適性。使用 unassayed control materials，有些廠商會藉由檢驗室間的比對計畫（interlaboratory comparison program）提供每個月同儕（peer group）檢驗室所做出來的平均值，參與檢驗室家數較多，可以做為檢驗室目標值設定或修正的參考。

原廠仿單所提供的標準差或可接受範圍，基本上是來自數間檢驗室檢測的數據；會含蓋較多的變異來源，包括不同檢驗室、不同儀器、不同試劑批號、及校正液批號，其可接受範圍太大不易偵測誤差的發生，因此不適用在個別檢驗室的標準差。個別檢驗室務必評估其合宜的標準差，做為自行建立的品管可接受範圍。由於品管檢體檢測 20 天所計算的標準差，可能未包括所有的變異來源；因此建議檢驗室要長期（6 個月或 12 個月）穩定測定同一批號品管檢體後，評估長期累計標準

差。建議可以利用圖形呈現每個月當月標準差與累計標準差的變化趨勢,以監測長期的不精密度(imprecision,隨機誤差)變化。此外,這種長期標準差可以用於品質規劃,以選擇合適的品管規則;也可適用於品管檢體批號更動時,做為新批號品管檢體的標準差。但是如果新舊批號的目標值差異太大,則標準差可能會不同,需以長期 CV 值及新批號目標值,計算新批號的標準差。

(五)品質規劃(quality plan)

利用品質規劃選擇合適的品管規則,其簡易流程圖參圖 3-6。

1. 每一檢驗訂定品質目標或是品質需求(quality requirement),即檢驗可容許的總誤差(allowable total error , TEₐ),可利用下列方式獲得:

   (1)使用能力試驗可接受範圍(acceptance criteria for proficiency testing)作為可容許總誤差(表 3-1)。

   (2)使用個體生理變異(biological variation)來計算檢驗可容許的總誤差。表 3-2 為 2019 年起由歐洲臨床化學暨檢驗醫學學會(European Federation of Clinical Chemistry and Laboratory Medicine, EFLM)所提供生理變異數值,包含個體間(between-subject)以及個體內(within-subject);可以利用網頁所提供的中數(median)計算可容許總誤差。表 3-3 為 Westgard 網頁利用生理變異數值計算之合意總誤差的部

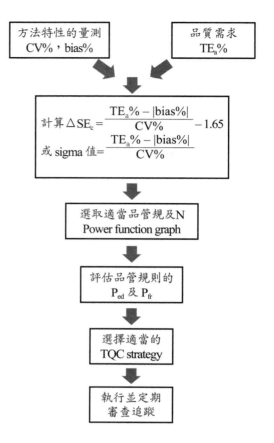

圖3-6　品質規劃流程圖。適當的品管規則是依據每個檢驗方法的分析特性及該檢驗的品質需求進行品質規劃,並需定期審查追蹤;若品質需求改變或方法分析特性(不精密度/不準確度)改變時,需重新品質規劃。

分內容。詳細內容可參考 EFLM 與 Westgard 網頁。

舉一例子:尿液紫質原(porphobilinogen)的檢驗,其個體內生理變異(within-subject biological variation, CV_w)為 17%,個體間生理變異(between-subject biological variation, CV_g)為 31%,利用這二個變異係數可以計算尿液紫質原之合意性能(desirable

表 3-1 可容許總誤差 TE_a：Performance Standards for Analytes（依據 CLIA的規範）。
詳細內容請參閱參考文獻31、32

Chemistry Analyte	Limit	Source
Albumin (ALB)	± 10%	CLIA
Alkaline Phosphatase (ALP)	± 30%	CLIA
Alanine Aminotransferase (ALT)	± 20%	CLIA
Amylase (AMY)	± 30%	CLIA
Aspartate Aminotransferase (AST)	± 20%	CLIA
Billirubin, Total (TBILI)	± 0.4 mg/dL or 20% (greater)	CLIA
Calcium (CA)	± 1.0 mg/dL	CLIA
Cholesterol, Total (CHOL)	± 10% ± 9%	CLIA NCEP
HDL Cholesterol (HDL-C)	± 30% ± 13%	CLIA NCEP
LDL Cholesterol (LDL-C)	± 12%	NCEP
Chloride (CL)	± 5%	CLIA
Creatine Kinase (CK)	± 30%	CLIA
Creatinine (CREA)	± 0.3 mg/dL or 15% (greater) ± 7.6% (desirable), ± 11.4% (minimum)	CLIA NKDEP
Glucose (GLU)	± 6 mg/dL or 10% (greater)	CLIA
Hemoglobin A1c (HbA1c)	± 6%	NGSP
IRON (FE)	± 20%	CLIA
Lactate Dehydrogenase (LDH)	± 20%	CLIA
Magnesium (MG)	± 25%	CLIA

表 3-2 EFLM 網站提供的檢驗項目之 between-subject 以及 within-subject 生理差異。（摘自 Ref. 33）

ID	Measurand	BV Estimate		median CV estimate	lower CI limit	higher CI limit	Date Updated	Tools
1533 (/mete_calculations/1533)	Calcitonin	Serum/plasma	Between-subject	65.8	56.3	79.1	2022-01-14 12:37:29 UTC	APS
1259 (/mete_calculations/1259)	Calcium (Ca)	Serum/plasma	Within-subject	1.8	1.7	2.3	2022-01-21 09:51:25 UTC	RCV
1260 (/mete_calculations/1260)	Calcium (Ca)	Serum/plasma	Between-subject	2.7	1.1	3.8	2022-01-21 09:51:26 UTC	APS
1027 (/mete_calculations/1027)	Cancer antigen 125 (CA-125)	Serum/plasma	Within-subject	13.3	9.1	23.3	2022-01-21 09:51:43 UTC	RCV
1028 (/mete_calculations/1028)	Cancer antigen 125 (CA-125)	Serum/plasma	Between-subject	15.8	10.6	70.6	2022-01-21 09:51:44 UTC	APS
1023 (/mete_calculations/1023)	Cancer antigen 19-9 (CA 19-9)	Serum/plasma	Within-subject	22.5	15.8	27.2	2022-01-21 09:51:06 UTC	RCV
1024 (/meta_calculations/1024)	Cancer antigen 19-9 (CA 19-9)	Serum/plasma	Between-subject	74.0	64.2	102.2	2019-11-20 08:55:36 UTC	APS

表 3-3 部分檢驗項目的生理變異 within-subject（CV_w）與 between-subject（CV_g）及計算的合意（desirable）性能，包含不精密度（imprecision, I）、偏差（bias, B）和總誤差（total error, TE）。（摘自參考文獻 34）

	Analyte	Bioiogical Variation		Desirable specification		
		CV_w	CV_g	I (%)	B (%)	TE (%)
S-	Calcium	2.1	2.5	1.05	0.82	2.55
S-	Calcium, complexed	5.3	4.5	2.7	1.7	6.1
U-	Calcium, concentration, 24h	27.5	36.6	13.8	11.4	34.1
S-	Calcium, Ionized	1.7	1.9	0.9	0.6	2.0
S-	Calcium, protein bound	4.1	6.1	2.1	1.8	5.2
S-	Calcium, Ultrafiltrable	2.2	2.7	1.1	0.9	2.7
S-	Carbohydrate deficient transferrin	7.1	38.7	3.6	9.8	15.7
B-	CO_2, total	4.0	4.8	2.0	1.56	4.86
S-	Carcinoembryonic antigen (CEA)	12.7	55.6	6.4	14.3	24.7
S-	Carnitine, Acyl-free	11.35	24.3	5.68	6.71	16.07

specifications）

包括：

合意的變異係數（$CV_{desirable}$）$\leq \frac{1}{2} CV_w$

本例的 $CV_{desirable}$ 即為 $\leq 8.5\%$

合意的偏差（$bias_{desirable}$）

$\leq \frac{1}{4} \sqrt{CV_w^2 + CV_g^2}$

本例的 $bias_{desirable}$ 即為 $\leq 8.84\%$

可容許的總誤差（TE_a）（$p < 0.05$）

$= bias_{desirable} + 1.65 \times CV_{desirable}$

本例的 TE_a 即為 $8.84\% + 1.65 \times 8.5\%$

$= 22.9\%$，因此尿液紫質原檢驗的可容許總誤差或是品質需求為 22.9%。

(3)自行訂定：依據臨床問卷調查及檢驗室主管、專家的判斷制定改變臨床處置的檢驗差異（medically important changes 或稱為 clinical decision interval），或是根據臨床標準治療指引建議的臨床判斷來自行訂定個別檢驗的品質目標。

2. 檢驗方法性能特性的量測

評估每一個檢驗方法的性能特性，包括隨機誤差與系統誤差的量測。

(1)隨機誤差的量測：

在方法評估時利用重覆試驗（replication experiment），計算隨機

誤差的大小。

或是使用品管檢體的長期累計標準差或是**變異係數**（coefficient of variation, CV%）。

(2)系統誤差的量測：

  a. 回收試驗（recovery experiment）：可以用來估算比例系統誤差（proportional systematic error）

  b. 干擾試驗（Interference experiment）：可以用來估算常數系統誤差（constant systematic error）

  c. 方法比較（Comparison of methods）：利用現行方法（Y）與標準方法（X）比較時，所得到的線性迴歸線；將臨床決策值（clinical decision level, X_c）帶入迴歸線計算 Y_c，所計算得到的 Y_c 與 X_c 的差異（$Y_c - X_c$）即為在臨床決策值的偏差（或系統誤差）。將（$Y_c - X_c$）/X_c*100%，則可得到這個檢驗方法在臨床決策值（X_c）的偏差百分比（bias%）

  d. 能力試驗（proficiency testing）的結果：能力試驗可以提供檢驗不準確度（系統誤差）的量測，檢驗室的測定值與目標值的差異即為系統誤差；可以計算過去一年參加能力試驗的平均系統誤差。但是須考慮能力試驗的檢體與實際病人的檢體是否具有互通性，否則會錯估系統誤差。最好是使用 accuracy-based 能力試驗的評定結果來評估檢驗的系統誤差，因為所使用的能力試驗檢體通常是來自人血液新鮮冷凍配製，互通性佳。例如由台灣醫事檢驗學會所提供的「糖化血色素能力試驗」，使用捐贈者血液新鮮冷凍配製，並經由美國 NGSP 參考檢驗室訂定目標值，就是一種 accuracy-based 的能力試驗。

3. 計算檢驗的 sigma 值（sigma-metric）或是臨界系統誤差（critical systematic error, $\triangle SE_c$）

$$\text{Sigma-metric}\ (\sigma) = \frac{TE_a\% - |bias\%|}{CV\%}$$

$$\text{Critical systematic error}\ (\triangle SE_c) = \frac{TE_a\% - |bias\%|}{CV\%} - 1.65$$

4. 選取檢驗合適的品管規則與品管頻率

利用品管規則的效能特性圖（power function graphs）來檢視不同品管規則在偵錯率（P_{ed}）及假性拒絕率（P_{fr}）的性能，以選取個別檢驗合適的品管規則。將前項計算的臨界系統誤差或是 sigma 值，對照圖 3-7 的 X-軸，畫一垂直線與圖上的品管規則性能交叉者，選取高 P_{ed} 和低 P_{fr} 的品管規則。也可以參照 Westgard 建議（圖 3-5），依據檢驗的 sigma 值選取適當的品管規則及頻率。品管頻率的適當性對降低錯誤報告的風險有密切關係，若是使用單一品管規則，可以參考 sigma 對應 run size 的列線圖（圖 3-8），選取合適的品管頻率。

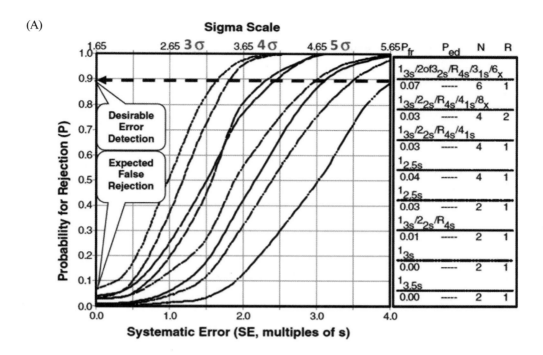

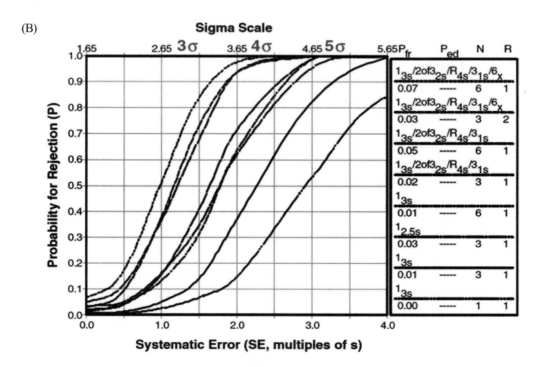

圖 3-7　利用臨界系統誤差或 sigma 值選取適當的品管規則，選取的品管規則最好有 0.9（90%）或以上的偵錯率（P_{ed}），以及 0.05（5%）或以下的假性拒絕率（P_{fr}）。(A)使用二個不同濃度的品管檢體；(B)使用三個不同濃度的品管檢體。

5. 全面品質控制（total quality control, TQC）策略

全面品質控制結合檢驗方法性能、統計品質控制、能力試驗、儀器設備維護與功能查檢等，用以統合性進行品質管理。主要依據檢驗項目的 sigma 值，分為三種層級：「高 sigma 值 TQC 策略」、「中 sigma 值 TQC 策略」、以及「低 sigma 值 TQC 策略」（表 3-4），分別在統計品質控制以及非統計品質控制，如儀器功能性查檢、校正查證等來監控檢驗品質。

⑴高 sigma 值 TQC 策略：

當檢驗 sigma 值 ≥ 5.5，強調使用合適的 SQC 及能力試驗來偵測臨床重要誤差。此外也使用檢驗前及檢驗後的監測，達到全面品質控制。

⑵中 sigma 值 TQC 策略：

當檢驗 sigma 值介於 3.6 – 5.4 之間，則要加強 SQC，品管數與頻率皆要加大。也須使用檢驗前及檢驗後的監測，達到全面品質控制。

⑶低 sigma 值 TQC 策略：

當檢驗 sigma 值 ≤ 3.5，則使用最大但可以負擔的 SQC，並加強病人檢驗數據的分析。

6. 品管的執行與追蹤

適當的選取品管規則後，訂定品管檢體

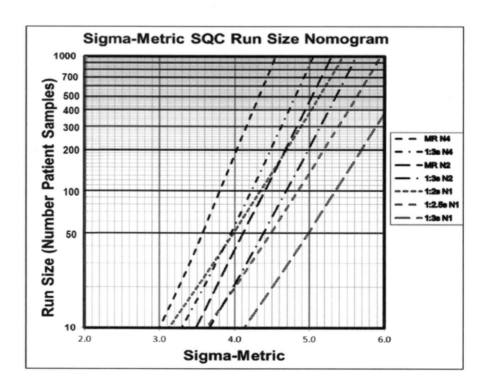

圖 3-8　Sigma 值與品管頻率的列線圖（Sigma Run Size Nomogram）（摘自 Ref. 1）。MR N4: 多規則 $1_{3s}/2_{2s}/R_{4s}/4_{1s}$, N = 4; 1:3s N4: 1_{3s}, N = 4; MR N2: 多規則 $1_{3s}/2_{2s}/R_{4s}$, N = 2; 1:3s N2: 1_{3s}, N = 2; 1:2s N1: 1_{2s}, N = 1; 1:2.5s N1: $1_{2.5s}$, N = 1; 1:3s N1: 1_{3s}, N = 1

表 3-4　依據檢驗 sigma 值的全面品質控制策略（摘自參考文獻 5）

品質控制工具	Sigma ≥ 5.5	Sigma 5.4 - 3.6	Sigma ≤ 3.5
儀器內置品管	必要	必要	必要
電子檢查	低	中	高
功能檢查	低	中	高
流程檢查	低	中	高
校正查證	低	中	高
整合控制	低	中	高
穩定品管檢體			
統計品質控制	必要	必要+	必要++
品管頻率	低	中	高
能力試驗	規定參加	規定參加	規定參加
病人檢驗數據分析			
前次檢驗值差	低	中	高
不一致檢查	低	中	高
重覆檢測檢體	低	中	高
群體數據統計	低	中	高

結果的可接受範圍進行品管的執行。每週及每月應監測檢驗方法之分析性能的變化，如計算月平均值、月偏差、月標準差、SDI（或稱 Z 值）、以及品質目標指數 quality goal index（QGI），並定期審查追蹤。當方法的隨機誤差、系統誤差或可容許總誤差改變，使得 sigma metric 更動，則需重新檢討進行品質規劃，確保檢驗系統穩定運作，提升病人安全。

品質目標指數的計算是 QGI = bias% / 1.5*CV%，即系統誤差與隨機誤差的比值。當 QGI < 0.8，代表檢驗誤差主要來自不精密度（隨機誤差）；QGI 介於 0.8 – 1.2，代表檢驗誤差來自不精密度和不準確度（系統誤差）；QGI > 1.2，代表檢驗誤差主要來自不準確度。QGI 計算的啟動可以依據檢驗室的品質政策；當檢驗 sigma 值 <6 或是 <5，再啟動這個 QGI 的計算，協助鑑定需要改進檢驗項目，主要是系統誤差還是隨機誤差的改進，還是二者皆要改進。

利用病人的檢驗數據進行品質監測

利用病人的檢驗數據進行資料分析，可以幫助評估是否發生檢檢驗前、中、後的誤差。通常運用於檢驗資訊系統進行決策演析查證病人檢驗值後，再發出報告。

常用的幾個檢驗數據分析如下：

(一)每日平均值（daily mean）

1. 相同檢驗全部病人結果的日平均值（average of all values）：但是這種平均值得計算，易受每日不同門診族群而改變；因此採用另外二種計算。

2. 只選取落在參考值範圍內的病人結果之日平均值（average of values within the reference range）：但是，可能每日落在參考值範圍內的病人不多，使偵測誤差的靈敏度下降。

3. 只選取落在某一範圍內的病人結果之日平均值（average of values within the truncation limit）：通常 truncation limit 會比 reference range 大，可以含蓋較多的病人數，提高偵測誤差的靈敏度。

   每日平均值的計算可以協助監測檢驗準確度的一致性；但是要小心判定日平均值的改變是否係由於病人族群的改變或是檢驗前的檢體處理異常所引起的。例如血液檢體離心時間太短導致血清／血漿的混濁度上升，而造成葡萄糖等使用終點（end-point）檢測法的檢驗值偽性偏高。又如假日值班醫檢師因業務忙碌，檢體在離心機裡離心或放置太久導致溶血而使鉀離子濃度的日平均值上升。

(二)移動平均值（moving average）

移動平均是一種運用檢驗室大數據執行品質管理的手法，適用於高通量的生化及血液自動分析儀，藉由中介軟體（middleware）在一個設定時間（幾小時至幾天）內的病患檢驗結果（N 至少 50）計算平均值或中位數並畫圖，來監測分析性能的變化，做為品管的一環。選用中位數可以降低極端值或界外值（outlier）的影響，也可以使用排他性過濾（exclusion filter），如病房、開單醫師、病患年齡等，避開界外值，使計算結果可以真實反映儀器品管狀況，減少假性警訊。血液學儀器使用的Bull's algorithm即是依據「移動平均」的計算。此外，移動平均也可用於更換試劑或校正液批號，與品管檢體一起評估新批號是否影響病患的檢驗結果。

(三)算術檢查（arithmetic check）

利用同一病人同時間檢體之不同檢驗的關係，經由算式計算進行查驗，做為一種品質控制的措施。例如陰離子差（anion gap）

$$Anion\ gap（AG）= [Na^+] + [K^+] - [Cl^-] - [HCO_3^-]$$

AG 值若為負值則顯示檢驗發生錯誤，可能是鈉離子測定偏低和／或氯離子／碳酸氫鹽的測定偏高所致。

(四)不一致檢查（discordance check）

利用同一病人同時間檢體之不同檢驗間的關係進行查驗，做為一種品質控制的措施。例如血液氣體分析 pH, PCO_2, PO_2 的關連性；甲狀腺素與甲促素（TSH）的關連性等。

表 3-5　極限檢查（limit check）的上限與下限，一些範例（摘自 Ref. 13）

檢驗項目（單位）	下限	上限
白蛋白（g/dL）	1.5	6.0
膽紅素（mg/dL）	0.2	10.0
鈣（mg/dL）	6.5	13.0
肌酸酐（mg/dL）	0.3	7.5
磷（mg/dL）	1.0	8.0
鉀（mmol/L）	3.0	6.0
總蛋白質（g/dL）	4.0	9.0
鈉（mmol/L）	120	150
尿素氮（mg/dL）	3	50
尿酸（mg/dL）	1.0	12.0

㈤極限檢查（limit check or alert limit）或危險值（panic value）

　　利用活體血清濃度的極限，檢查是否所發出的檢驗報告值是不可能發生的。例如血清鈉離子濃度為 90 mmol/L 的報告是不可能在活體發生，而是檢驗錯誤、報告輸入或書寫錯誤、或是把尿液結果輸成血清結果。或是使用一些與病人生命攸關的檢驗值（alert limit）在發報告系統，做為檢驗後誤差的偵測，提醒醫檢師注意。危險值（panic value）則依據檢驗規範，一定要立即將檢體重檢確認報告無誤後立即通報，以利臨床及時做正確處置。表 3-5 是一些檢驗極限檢查上下限的例子，可以做為檢驗室在資訊系統程式設計的參考。

㈥前次檢驗值差檢查（prevalue check or delta check）

　　利用同一病人不同時間的同一檢驗的檢驗值差進行查驗，做為一種品質控制的措施，尤其是檢驗前（例如拿錯檢體）、或檢驗後（例如發錯報告）的誤差。

1. 前次檢驗與目前檢驗時間的間隔
   檢驗室依照自己的需求訂定前次檢驗的時間與目前檢驗的間隔，有的訂 3 天或 7 天不等。但是，時間間隔太久會使檢驗值差的異動原因更複雜包括疾病，不易區分是否是檢驗前、中、後的錯誤所致成的。

2. 檢驗值差極限（delta check limit）的選擇
   表 3-6 是檢驗的前次檢驗值差檢查之極限的一些例子，可以做為檢驗室在資訊

表 3-6　前次檢驗值差的極限（delta check limit），一些範例（摘自 Ref. 13,35）

檢驗項目	前次檢驗值差的極限（Ref.8）	前次檢驗值差的極限（Ref.30）
白蛋白	1.5 g/dL	20%
膽紅素	50%	50%
鈣	1.5 mg/dL	15%
肌酸酐	< 2.0: 0.5 mg/dL ≥ 2.0: 25%	50%
磷	2.0 mg/dL	20%
鉀	1.2 mmol/L	20%
總蛋白質	1.5 g/dL	20%
鈉	6 mmol/L	5%
尿素氮	< 25: 5 mg/dL ≥ 25: 20%	50%
尿酸	< 8.0: 1.5 mg/dL ≥ 8.0: 25%	40%

系統程式設計的參考。

(1)不同查驗目的，所設定的值差極限會不同。例如查驗檢體的完整性、查驗檢體來源的正確性，所設定的值差極限會不同。

(2)值差極限不能設立太小，否則會導致太多警訊與重檢，耗費人力與物力。

(3)不是全部檢驗皆適合做前次檢驗值差的檢查，通常是具較小個體生理差異（CV_w）的檢驗較適合；例如肌酸酐（$CV_w = 6\%$）、鹼性磷酸酶（$CV_w = 6.4\%$）、MCV（$CV_w = 1.4\%$）等。

(4)檢驗值差可以是絕對值或是百分比的變化，也可能依濃度的不同或是病人年齡的不同而異。

濫用藥物檢驗的品管

　　濫用藥物常先使用初步（第一線）篩檢檢驗方法（initial screening tests），根據初步篩檢結果，再進一步第二線檢驗確效（validation tests）（確效檢驗是 CLSI 的建議），以及最後的確認檢驗（confirmatory tests）。每一環節皆須有品質控制及品質評定，尤其是法醫（鑑識用途）毒／藥物檢驗需使用更嚴謹的品質控制來確保檢驗正確性。例如，在一般藥物濃度的檢驗，可能是每一班別做一次兩個不同濃度的品管檢體，在法醫毒／藥物檢驗得須多加一個在 cutoff（閾值）的品管檢體或使用更高的品管頻率（如病人檢體前後皆做品管

檢體）。

　　依據中華民國「濫用藥物尿液檢驗作業準則」（中華民國 110 年 7 月 1 日施行），第 14 條的內容為檢驗機構應具備有品質手冊，詳訂實驗室作業之標準作業程序，其內容至少應包括下列項目：

1. 檢體監管鏈（chain of custody, CoC）作業程序。
2. 檢體之儲存及取用。
3. 分析方法及步驟：
   ⑴每一項檢驗之原理。
   ⑵試劑、標準品及品管尿液之配製方法。
   ⑶檢驗方法及校正步驟。
   ⑷檢驗結果之判定原則。
   ⑸檢驗方法靈敏度、線性範圍、最低可檢出濃度及最低可定量濃度等。
4. 品質管制及品質保證。
5. 系統異常之修正及預防措施。
6. 檢驗設備清單及維護計畫。
7. 員工訓練。
8. 出具檢驗報告程序及報告格式。
9. 電腦、軟體及實驗室資訊管理系統。
10. 運用品質政策、品質目標、稽核結果、數據分析、修正及預防措施及管理審查，持續改進管理系統之有效性。

一、檢驗前（Preanalytical phase）

㈠檢體性能

1. 尿液
   一般對尿液的體積沒有一定的規範，如篩檢用途使用 5-10 mL 尿液，或 30-60

mL 以便進行複檢、稀釋、reflex testing 及確認檢驗等。測尿液中的藥／毒物時，為確保受測者的檢體沒有經過替換、稀釋或摻假（adulterated），檢體之採集，除預防可能已被攪假或調換外，亦應儘量顧及受檢者之隱私。尿液必須收集在有標籤的、可封式的塑膠罐子。對尿液檢體不正常外觀、顏色及味道應紀錄，若檢體顏色像水或是不尋常顏色應檢測尿液比重（specific gravity）或肌酸酐，評估檢體是否被稀釋或替代。摻入酸或鹼則可測 pH、亞硝酸鹽（nitrite）或鉻酸鹽（chromate）來偵察尿液是否摻假。檢體若無法於當日進行檢驗，應以低於攝氏六度之冰箱保存。

2. 血液
   通常一支採血管即可，包括篩檢、複檢及確認檢驗，但可能依檢驗方法及檢驗室的規範而異。若檢體量不足，需與開立檢驗的臨床醫師溝通，依其優先順序進行檢驗。
   在藥物劑量過高（overdose）情況下，可以建議在不同時間採血，以利評估病人中毒狀況及處置的有效性，不同時間點的序列採血及其檢驗結果在進行檢驗報告時須小心，以免錯誤。

㈡法醫（鑑識用）檢體的收集

1. 檢體種類：尿液、血清、血漿或全血。
2. 進行酒精及揮發性物的檢驗，採血前須注意不可使用酒精棉消毒採血處。
3. 尿液是最常用來篩檢濫用藥物的檢體。台灣衛生福利部有訂定「濫用藥物尿液

檢驗作業準則」，可以依其規定訂定檢體收集作業。受檢者可由一位同性別之採尿人員陪同至公共廁所採集尿液，並盡可能於採尿室之馬桶水加入藍色馬桶清潔劑，該人員於採尿過程應留於公共廁所內，但應留於隔間外。

採尿人員於收到尿液檢體後，應先檢查尿液量是否至少 60 mL，若尿液採集量不足時，應另行採集後合併之，以達到所需之量，為達到所需之尿液量，採尿單位可每隔三十分鐘提供約 250 mL 之飲用水以促進排尿，但提供之總水量以 750 mL 為限。受檢者應於具隱密性之隔間內採尿，尿液檢體應先採集於壹瓶，並由採尿人員會同受檢者將尿液檢體分裝成兩瓶，分別標示為甲、乙。尿液檢體（甲）及（乙）至少均應達三十毫升。

4. 尿液檢體採集後，必要時立即測量溫度，溫度測量設備應能正確反應檢體之溫度，並不得汙染檢體，採尿後至測量溫度之時間不得超出四分鐘。尿液溫度若超出攝氏三十二度至三十八度範圍，即有擾假之可能，此時受檢者應在同性別採尿人員監看下，於同地點儘快重新採尿，兩件尿液檢體應同時送驗，又受檢者尿液之溫度超出範圍時，亦可應其要求量口溫以確認之。

5. 檢體必須有監管鏈的規範，而且在檢體處理及檢驗流程全程參與。

6. 尿液作為法醫用途檢體的優點有
   ⑴檢體收集不屬侵入性
   ⑵易得到較多體積

   ⑶在尿液內藥物及其代謝物通常是穩定的，濃度高，在長時間皆可偵測到。
   ⑷尿液的基質較不複雜，且方便儲存於冰箱或冷凍櫃內。

7. 尿液作為法醫用途檢體的缺點有
   ⑴依個人水分服用、排尿時間點會使藥物濃度變動大。
   ⑵與其他體液的藥物濃度相關性不佳
   ⑶與功能失調程度相關性不佳
   ⑷若受試者未服用水，無法排尿
   ⑸易被替換、稀釋或摻假
   ⑹無法現場監視受試者排尿

二、檢驗中（Analytical phase）

品管檢體的檢測在毒物分析是非常重要的一環，以確保方法性能的正確。

㈠初步（第一線）篩檢

1. 可以使用的初步檢驗方法
   ⑴床邊檢驗（point-of-care testing, POCT）免疫分析法，可以快速檢測藥毒物的有無，方便在傳統中央檢驗室以外的地方進行檢驗，但這方法不適用做大量篩檢。POCT 檢驗的設計為單一檢體使用的方法，可能無法執行傳統的品質控制步驟，通常廠商會設計同時檢測的 "control line"，但是這些 "control line" 有使用不同於 "test line" 抗體的缺點。此外，也須考慮到免疫分析法的干擾物質，醫檢師應在 SOPs 根據原廠資料或自行評估結果註明可能的干擾物質濃度及其影響。常見在尿液的干擾物質如血、摻

假物、藥／毒物及其代謝物與高濃度蛋白質（如 Bence-Jones protein 或 paraproteins）等。

(2)薄層層析法（thin layer chromatography, TLC）

此方法係依據化學物質對於二種介質（一為移動相，一為固定相）相對親和力的差異，將混合物內的化學物質分開。方法須依據定性檢驗的評估指引確效，尤其是偵測極限最好可以小於 0.3-1.0 μg/mL。

TLC 方法的優點是可以辨認出很多化學物質，也可以同時進行數支檢體的檢測。但缺點是步驟繁瑣、費人力，當檢體量多時，通常不會選 TLC 的方法。而且由於化學物質在薄層移動會受許多因素影響，因此方法的再現性較差，但若是在每一片薄層皆同時檢測適當的品管檢體，則可以降低不精密度，此外 TLC 是特異性較差的方法，因此可能會有不同物質出現在同一移動點，而且方法的可靠性往往取決於醫檢師的經驗與能力。因此每位操作人員的能力須小心控制。

(3)自動免疫分析法

免疫分析法由於抗體的特異性可能會發生相交反應（cross-reactivity），因此陽性結果可能是尿液裡的藥物、其代謝物或結構相似物所造成。例如安非他命的免疫分析法可以作用於 β-phenylethylamines 系列物質。雖然很多自動免疫分析系統是提供數字的報告，由於訊號的產生可能來自不只

單一藥／毒物，因此皆歸屬為半定量方法。但治療藥物監測（TDM）的免疫分析法檢驗常用多點校正曲線來校準，因此以定量的數值發出報告。免疫分析法的優點是可以快速篩選是否為陰性，具高靈敏度且檢體量低，是目前最常用來作為篩檢的方法。但須注意有些檢驗是測定一群類似藥物，例如 barbiturates，但在這一群藥物，不是作用力皆相當，如 phenobarbital 會產出較低訊號而不易被檢出；可能須使用更靈敏的另一方法來偵測 phenobarbital 是否在檢體裡。缺點是個別藥物須分別測定，會使篩檢費用增加。針對這些藥／毒物篩檢檢驗品質控制需求會依其報告用途性質而異，最常用的品質控制策略是使用品管檢體包含 cutoff±25%的值，常是一陽性、一陰性的品管檢體，每 8 小時（每班別）做一次。

依據 CLSI 指引，在法醫（法庭鑑識用途）的檢驗需使用更嚴謹的品質控制步驟，應考慮使用更多不同濃度的品管檢體，及更多的品管頻率。例如 3 個不同濃度品管檢體在每一批檢體的前面跟後面皆做一次，免疫分析法結果為陽性者，應先發報告為「待定」（pending）、「暫定陽性」（putative positive）或「推定陽性」（presumptive positive），直到確認檢驗後，才為陽性結果。

2. 初步篩檢的品質控制

依據「濫用藥物尿液檢驗作業準則」，

檢驗機構應將尿液檢體分樣後分批檢驗，每一批檢驗之數量依檢驗方法而定。進行每一批初步篩檢尿液檢體中，至少應含 10% 品管尿液及 1% 檢驗室的盲品管尿液，並視同一般尿液檢體進行檢驗。每一批初步篩檢檢體，應包括下列各品管尿液：

(1)不含待測藥物或其代謝物之尿液，N ≥ 1。

(2)在待測藥物或其代謝物閾值濃度加約百分之二十五之品管尿液，N ≥ 1。

(3)在待測藥物或其代謝物閾值濃度減約百分之二十五之品管尿液，N ≥ 1。

(4)品管檢體為實驗室內部之盲品管尿液，N ≥ 1。

㈡確效檢驗（validation tests 又稱為複篩檢 rescreening）或第二線篩檢（secondary screening），即使用另一廠牌的方法再做一次病人檢體。若可能的話，宜使用與第一線不同的分析儀器進行複篩檢。第二線篩檢檢驗只是用來提高篩檢結果的確效性，不能用來替代確認檢驗（confirmatory tests）。若篩檢方法 A 得陽性結果，但篩檢方法 B 得到陰性結果，應視之為「陰性」結果。

例如，有些安非他命的免疫分析法會與 pseudoephedrine 或 phenylpropanolamine 交叉反應，造成偽陽性。若使用第二種更具安非他命特異性方法，則可以避免這些偽陽性檢體進入確認檢驗的進行。

㈢確認檢驗（confirmatory tests）

篩檢方法會使用快速，便宜的步驟來提供標的物的存在或不存在，較缺乏特異性。因此確認檢驗的準確性非常重要。閾（cutoff）值務必要高於確認檢驗方法的偵測極限確保真陽性結果，且不要把篩檢偽陽性的檢體也做出陽性結果，因此，確認檢驗的方法一定使用不同於篩檢檢驗的方法，以免發生誤判。例如層析法，包括高效能液相層析法（HPLC），氣相層析法（GC），氣相層析質譜法（GC/MS），液相層析質譜法（LC/MS），液相層析串聯質譜法（LC-MS/MS）皆是做確認的用途。

依據中華民國「濫用藥物尿液檢驗作業準則」，確認檢驗是指以氣相或液相層析質譜分析方法，確認檢驗的品質控制：

1. 每一批確認檢驗檢體，應包括下列各品管尿液：

(1)在閾值濃度之單點校正檢體。

(2)不含待測藥物或其代謝物之尿液（陰性檢體），N ≥ 1

(3)在待測藥物或其代謝物閾值濃度加百分之二十五之陽性品管尿液，N ≥ 1

(4)在待測藥物或其代謝物閾值濃度減百分之二十五之陰性品管尿液，N ≥ 1。

(5)品管檢體為實驗室內部之盲品管尿液，N ≥ 1。

2. 每一批確認檢驗尿液檢體中，至少應含百分之十的品管尿液。

3. 檢驗室應每年至少評估一次確認檢驗方法的線性、精密度與準確性。

三、檢驗後（Post-analytical phase）

(一)結果判讀

依據中華民國「濫用藥物尿液檢驗作業準則」（中華民國 110 年 7 月 1 日實施第 18 條）的內容，初步篩檢結果在下列閾值以上或有疑義之尿液檢體，應再以氣相或液相層析質譜分析方法進行確認檢驗。確認檢驗結果在下列閾值以上者，應判定為陽性：

初步篩檢閾值：根據中華民國濫用藥物尿液檢驗作業準則第 15 條，初步篩檢應採用免疫學分析方法。檢驗結果尿液檢體中濫用藥物或其代謝物之濃度在下列閾值以上者，應判定為陽性：

1. 安非他命類藥物：500 ng/mL。
2. 鴉片代謝物：300 ng/mL。
3. 大麻代謝物：50 ng/mL。
4. 古柯鹼代謝物：300 ng/mL。
5. 愷他命代謝物：100 ng/mL。

確認檢驗閾值：根據中華民國濫用藥物尿液檢驗作業準則第 18 條，

1. 安非他命類藥物閾值
   (1)安非他命：500 ng/mL。
   (2)甲基安非他命：甲基安非他命 500 ng/mL，且其代謝物安非他命之濃度在 100 ng/mL 以上。
   (3)3,4-亞甲基雙氧甲基安非他命（搖頭丸、MDMA）：500 ng/mL。同時檢出 MDMA 及 MDA 時，兩種藥物之個別濃度均低於 500 ng/mL，但總濃度在 500 ng/mL 以上者，亦判定為 MDMA 陽性。
   (4)3,4-亞甲基雙氧安非他命（MDA）：500 ng/mL。
   (5)f3,4-亞甲基雙氧-N-乙基安非他命（MDEA）：500 ng/mL。
2. 海洛因、鴉片代謝物
   (1)嗎啡：300 ng/mL。
   (2)可待因：300 ng/mL。
3. 大麻（marijuana、cannabis）代謝物（delta 9-tetrahydrocannabinol-9-carboxylic acid）：15 ng/mL。
4. 古柯鹼代謝物（benzoylecgonine）：150 ng/mL。
5. 愷他命代謝物
   (1)愷他命（ketamine）：100 ng/mL。同時檢出愷他命及去甲基愷他命（norketamine）時，兩種藥物之個別濃度均低於 100 ng/mL，但總濃度在 100 ng/mL 以上者，亦判定為愷他命陽性。
   (2)去甲基愷他命（norketamine）：100 ng/mL。

前項以外之濫用藥物或其代謝物，得依各該氣相或液相層析質譜分析方法最低可定量濃度訂定適當閾值。

(二)檢體檢驗後的儲存

當非司法案件之陰性尿液檢體，得於檢驗報告送出十四日後銷毀。陽性尿液檢體，應保存於攝氏零下二十度以下之冷凍櫃，其存取均應記錄於檢體監管紀錄表。

參考文獻

1. Westgard JO, Bayat H, Westgard SA. Planning SQC strategies and adapting QC frequency for patient risk. Clin Chim Acta 2021; 523: 1-5

2. Westgard JO, Westgard SA. Establishing evidence-based statistical quality control practices. Am J Clin Pathol 2019; 151: 364-370

3. Rosenbaum MW, Fload JG, Melanson SEF, et al. Quality control practices for chemistry and immunochemistry in a cohort of 21 large academic medical centers. Am J Clin Pathol 2018; 150: 96-104

4. Westgard JO, Westgard SA. Six sigma quality management system and design of risk-based statistical quality control. Clin Lab Med 2017; 37: 85-96

5. Westgard JO, Westgard SA. Quality control review: implementing a scientifically based quality control system. Ann Clin Biochem 2016; 53: 32-50

6. Westgard JO. Internal quality control: planning and implementation strategies. *Ann Clin Biochem* 2003; 40: 593-611

7. Hinckley CM. Defining the best quality-control systems by design and inspection. Clin Chem 1997; 43: 873-879.

8. Miller WG, Myers GL, Rej R. Why commutability matters. Clin Chem 2006; 52: 553-554

9. Bayat H, Westgard SA, Westgard JO. Planning risk-based statistical quality control strategies: graphical tools to support the new Clinical and Laboratory Standards Institute C24-Ed4 Guidance. J Appl Lab Med 2017; 2: 211-221

10. Badrick T. Biological variation: understanding why it is so important? Pract Lab Med 2021; e00199

11. Kazmierczak SC. Laboratory quality control: using patient data to assess analytical performance. Clin Chem Lab Med 2003; 41: 617-627

12. Wilson A, Roberts WL, Pavlov I, et al. Patient result median monitoring for clinical laboratory quality control. Clin Chim Acta 2011; 412: 1441-1446

13. Whitehurst P, Silvio TV, Boyadjian G. Evaluation of discrepancies in patients' results- an aspect of computer-assisted quality control. Clin Chem 1975; 21: 87-92

14. AUTO10-A, Autoverification of Clinical Laboratory Test Results; Approved Guideline. Clinical and Laboratory Standards Institute.

15. C24-A4, Statistical Quality Control for Quantitative Measurement Procedures: Principles and Definitions; Approved Guideline 4th Edition. Clinical and Laboratory Standards Institute. 2016

16. C28-A3, How to Define and Determine Reference Intervals in the Clinical Laboratory; Approved Guideline. Clinical and Laboratory Standards Institute.

17. EP5-A, Evaluation of Precision Performance of Clinical Chemistry Devices; Approved Guideline. Clinical and Laboratory Standards Institute.

18. EP6-A, Evaluation of the Linearity of Quantitative Measurement Procedures: A Statistical Approach; Approved Guideline. Clinical and Laboratory Standards Institute.

19. EP7-A, Interference Testing in Clinical Chemistry; Approved Guideline. Clinical and Laboratory Standards Institute.

20. EP9-A3, Measurement procedure Comparison and Bias Estimation using Patient Samples; Approved Guideline. Clinical and Laboratory Standards Institute.

21. EP10-A3, Preliminary Evaluation of Quantitative Clinical Laboratory Measurement Procedures; Approved Guideline. Clinical and Laboratory Standards Institute.

22. EP12-A, User Protocol for Evaluation of Qualitative Test Performance; Approved Guideline. Clinical and Laboratory Standards Institute.

23. EP14, Evaluation of Matrix Effect. Clinical and Laboratory Standards Institute.

24. EP23-A, Laboratory Quality Control Based on Risk Management; Approved Guideline. Clinical and Laboratory Standards Institute, 2011.

25. GP26-A3, Application of a Quality Management System Model for Laboratory Services; Approved Guideline. Clinical and Laboratory Standards Institute.

26. I/LA21-A, Clinical Evaluation of Immunoassays; Approved Guideline. Clinical and Laboratory Standards Institute.

27. C52-A2, Toxicology and Drug Testing in the Clinical Laboratory; Approved Guideline. Clinical and Laboratory Standards Institute.

28. 台灣醫檢學會 TSLM-GM-L03(2)：定量檢驗品管指引（http://www.labmed.org.tw）

29. 衛生福利部公告「濫用藥物尿液檢驗作業準則」，110 年 7 月 1 日施行

30. 衛生福利部公告「濫用藥物尿液採集作業規範」

31. CLIA 可容許總誤差網站 http://www.qcnet.com/Portals/0/PDFs/CLIALimits（3-3-04）.pdf

32. 可容許總誤差網站（http://www.sundiagnostics.us）

33. EFLM 生理變異網頁（https://biologicalvariation.eu）

34. Westgard 生理變異網頁（http://www.westgard.com/biodatabase1.htm）

35. AACC Expert Access Online. The delta check in action: causes and consequences of discrepant laboratory results. https://www.aacc.org/resourcecenters/archivedprograms/expert_access/2011/March/Documents/Straseski_ExpertAccessMarch2011.pdf

品質規劃的實例說明

HbA1c 檢驗：

已知甲檢驗室，HbA1c 方法偏差為 0%，不精密度（CV）為 1.2%，可容許的總誤差（TE$_a$）為±6%；有 2 瓶不同濃度的品管檢體：

1. 此方法的 sigma metric 以及 critical systematic error 為多少？

   Sigma metric = (6 - 0)/1.2 = 5.0

   Critical systematic error = (6 - 0)/1.2 - 1.65 = 3.35

2. 選擇品管規則與品管頻率（run size）：根據下圖(A)，5-sigma 檢驗使用 Westgard 多規則（1$_{3s}$/2$_{2s}$/R$_{4s}$），N = 2，run size = 450

3. 若一年以後，HbA1c 方法偏差

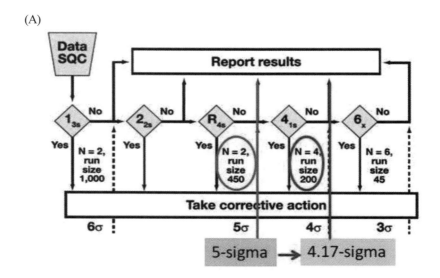

(A)

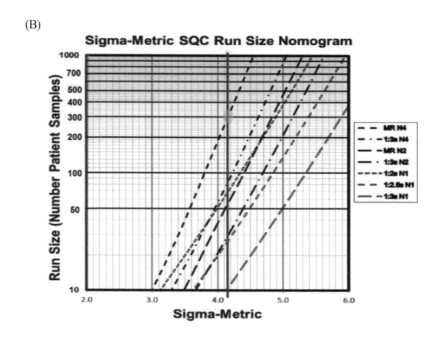

(B)

為-1.0%，則品管規則及頻率是否需更改？

重新計算 sigma metric 或是 critical systematic error

Sigma metric = (6 - 1)/1.2 = 4.17

Critical systematic error = (6 - 1)/1.2 - 1.65 = 2.52

根據下圖(A)，使用 Westgard 多規則（$1_{3s}/2_{2s}/R_{4s}/4_{1s}$），N = 4，run size = 200。

根據上圖(B)，則 run size = 300。因此 HbA1c 必須更改品管規則以及品管頻率。

學習評估

1. 利用下列 serum total protein 品管檢體的結果畫品管圖，並以 Westgard 多規則判定在第 3、4、13、16、22、23 天的品管檢體結果是否可接受？若否，是發生那一規則（1_{3s}, 2_{2s}, R_{4s}, 4_{1s},或是 10_x）？是系統誤差還是隨機誤差所致？

Level 1: 目標平均值為 4.3 g/dL,標準差 0.15 g/dL.

Day	Control value	Day	Control value
1	4.3	16	4.6
2	4.3	17	4.5
3	4.2	18	4.5
4	4.2	19	4.4
5	4.3	20	4.6
6	4.3	21	4.5
7	4.2	22	4.6
8	4.1	23	4.7
9	4.4	24	4.9
10	4.1	25	4.4
11	4.0	26	4.4
12	4.1	27	4.4
13	3.9	28	4.3
14	4.2	29	4.5
15	4.3	30	4.6

Level 2: 目標平均值為 7.6 g/dL,標準差 0.2 g/dL

Day	Control value	Day	Control value
1	7.4	16	7.1
2	7.7	17	7.6
3	7.1	18	7.7
4	7.0	19	7.8
5	7.5	20	7.9
6	7.6	21	7.9
7	7.7	22	8.1
8	7.5	23	7.6
9	7.8	24	7.4
10	7.9	25	7.4
11	7.6	26	7.6
12	7.2	27	7.7
13	7.5	28	7.3
14	7.4	29	7.4
15	7.7	30	7.5

2. 下列那一個敘述是與「校正液」的性能
   最有關係：
   (A)預防儀器故障
   (B)內含已知濃度的待測物
   (C)監測檢體的品質
   (D)監測試劑的品質

3. 藉由重覆檢測的實驗所得到的變異係數
   可以反映檢驗的：
   (A)常數系統誤差　　　(B)比例系統誤差
   (C)隨機誤差　　　　　(D)偏差

4. 品管檢體檢驗結果不會落在平均值±3
   標準差範圍內的機率為：
   (A)0.3%　　　　　(B)4.5%
   (C)7.5%　　　　　(D)31.8%

5. 下列那一情況不會致成系統誤差?
   (A)校正液變更
   (B)試劑批號改變
   (C)儀器燈泡更換
   (D)儀器探針未吸取足量檢體
   (E)以上皆非

第四章 血庫檢驗與作業的品質管理
（Quality Management in Blood Bank）

黃仰仰、陳瀅如

內容大綱

組織與職責

以顧客為中心

設施與環境條件

人員品管

試劑耗材的驗收與庫存管理

儀器設備管理

檢驗前流程

檢驗與作業流程

血庫檢驗與作業的品質保證

檢驗後流程

檢驗結果的報告與釋出

資訊管理

不符合事項管理

持續品質改善

稽核

學習目標

1. 了解血庫的品質管理系統要項。

2. 明白血庫人員的專業訓練與能力評估內容。

3. 知曉試劑耗材的驗收與庫存管理。

4. 列舉血庫儀器設備與管理要項。

5. 描述血庫輸血作業流程的品質管理。

6. 說明血庫檢驗的內部品管和外部品管。

7. 敘述血庫檢驗與作業持續品質改善的做法。

　　輸血為現代醫療照護重要的一環，但臨床上仍有其風險。鑒於醫院血庫大多採用 ISO 15189 建立其品質管理系統，以提升檢驗結果的正確性和病人安全，故本章依循 ISO 15189 規範和醫院評鑑基準中對血庫作業的要求，描述醫院血庫的品質管理系統要項，提供品質管理原則與實務操作，並針對血庫檢驗與作業的特殊性說明其品管原則以善其事。

一、組織與職責

(一)組織

　　不論血庫是獨立的科別，如輸血醫學科；或是隸屬於檢驗醫學部門，如血庫組，宜有組織圖，以顯示血庫工作人員不同職稱之間的關係、血庫與大實驗室之相關性、血庫與醫院之關聯性以及血庫如何與醫院品質功能做連結。圖 4-1 舉例說明血庫於檢驗醫學部門的組織架構圖。

(二)職責

　　血庫或其管理部門需有品質政策與品質目標，定期召開品質管理會議，以改善輸血作業流程。血庫需積極參與醫院的輸血管理委員會，以監控輸血作業品質，亦需投入醫院輸血相關品質活動和持續改善計畫。

　　管理階層應提供血庫人員對病人或捐血人隱私及檢驗結果保密的聲明及簽署。

二、以顧客為中心

　　血庫必須提供具有品質的服務給與顧客。對內部顧客（醫護人員）提供正確的血品與檢驗報告，以及即時的供血服務；

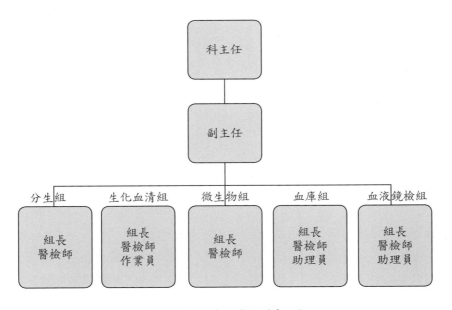

圖4-1　檢驗科組織圖（舉例）

對外部顧客，如病人給予安全有效的輸血服務，如捐血人提供安全且滿意的捐血經驗。

血庫提供給予顧客的輸血相關作業，均需遵從當地的法規與認證標準。

三、設施與環境條件

醫院的血庫應有足夠且設計適當的空間用以執行檢驗與輸血作業，以確保工作人員、病人及訪客的健康與安全。

血庫的空間宜設有檢體接收處理區、檢驗區、血品入庫處理區、血品儲存區、血品發放區、汙物處理區等，以避免交互汙染。同時血庫應提供員工活動空間，如會議室、研究與休憩的安靜區域。

血庫應依據所使用的設備和檢驗條件，制定其環境溫溼度管控要求並作記錄，並應有溫溼度失控時的處理程序與紀錄。

所有人員需參與設備管理與安全訓練，如設備的溫控、電源安全、火災防護、緊急應變、化學災害防護與感染管制等。血庫若執行血品照射，亦需有輻射安全計畫與人員訓練。

四、人員品管

血庫若只有品質政策與品質目標是無法確保輸血血品的安全與效益的，還需有合乎資格的工作人員，方能確保檢驗與作業的順利運作。

(一)人員的訓練

人員必須接受專業訓練、以熟悉工作流程與步驟。訓練內容包含下列各項：

1. 血庫臨床檢驗訓練
   (1)血型檢驗：血球分型、血清分型。
   (2)交叉試驗：手工凝聚胺法（MP）、低離子強度食鹽水間接抗球蛋白試驗法（LISS IAT）、傳統三相法、管柱凝集技術等等。
   (3)抗球蛋白試驗。
   (4)紅血球不規則抗體篩檢及鑑定。
   (5)特殊血型抗原檢驗技術訓練。
   (6)輸血反應調查。
   (7)血庫品質管制作業。
2. 血庫作業流程訓練
   (1)血品入庫出庫作業。
   (2)採血／放血治療作業。
   (3)緊急輸血作業。
   (4)退血處理。
   (5)血品庫存管理。
   (6)血庫試劑耗材之庫存管理。
   (7)儀器之操作與基本維護。
   (8)實驗室資訊系統。
   (9)輸血安全及不良反應通報。
3. 其他人員訓練
   對於運送檢體和血品的人員，包含從捐血中心領回血品的運送人員，血庫應提供有關運送過程中安全和包裝要求的訓練。
   血庫亦應能提供血品使用單位人員，對於供應血品相關諮詢的教育訓練，以共同提升輸血醫療的品質與安全。

(二)人員能力的評估

　　應有文件說明血庫各類人員能力評估的內容大綱、方法、評估頻率和合格標準。亦應說明能力評估不合格後的再培訓及再評估機制。

1. 新進人員

　　新進人員在各分項訓練結束時，應接受筆試、口試或實測等能力評估，以證明有能力執行工作。

2. 在職人員

　　需定期接受能力評估，此評估頻率至少每年一次，評估方式可包括直接觀察工作效率、審查紀錄、筆試、口試或實際操作測試等。

3. 一致性評估

　　針對血球凝集反應價數判讀，血庫應定期執行人員與人員間判讀結果一致性的評估。評估凝集反應的內容應含有陽性、陰性和混合視野反應（mixed field）。評估的結果要能符合血庫訂定的合格標準。

(三)人員紀錄

　　人員應有文件說明其職務、學歷、證照與經驗，並留有訓練與能力評估紀錄，且應有授權說明。職務的說明需含有血品之保管、供應或訂購的職責。

五、試劑耗材的驗收與庫存管理

　　血庫為確保向捐血中心領取的血品，或向供應商所採購的各項試劑、耗材能符合品質管理系統之要求，應建立採購及庫存管理流程。依物品特性分別訂定合格標準。物品到貨時，由相關人員負責驗收，以管制其品質。並依照捐血中心和廠商之建議（室溫、冷藏或冷凍）進行儲存，且依既定的流程執行庫存管理。

(一)試劑耗材的驗收

1. 試劑驗收的性能查證

　　試劑如血庫的抗血清試劑與紅血球試劑、或感染性疾病測試的套組試劑，需進行性能查證，通過品管測試才可正式執行檢驗。

(1)試劑在運送或貯存過程中可能處理不當，或其他因素影響其品質，為了確保試劑能符合血庫品質管理系統之要求，血庫人員對入庫的新試劑應查證其性能，了解其活性與特異性。每次驗收測試後需留有紀錄。紀錄內容包括試劑名稱、廠牌、批號與效期，是否有溶血或汙染、操作者姓名、操作時間與檢驗結果。

(2)如果有使用不同的檢驗方法執行品管，均需留有紀錄。

(3)以試管法執行抗血清試劑驗收時，其力價的允收標準，目前我國尚未有規範，但可參考美國 FDA 規定，如表4-1 所示。

(4)自行配製的試劑（含品管物質），應有製備流程，並包括均勻性和穩定性評估方案，以及配製和評估紀錄。

2. 耗材的驗收

　　耗材的驗收，例如血袋、輸血器等，可採用目視法，觀察其品項名稱、規格是

表 4-1 　抗血清試劑驗收的允收標準（試管法）（FDA, USA）

抗血清種類	稀釋倍數，反應力價
Anti-A, Anti-B	1：256 倍，反應力價至少為 1+（IS 法）
Anti-D	1：32 倍，反應力價至少為 1+（IS 法）
Anti-K, Anti-k , Anti-Jk^a, Anti-Fy^a, Anti-C^w	1：8 倍，反應力價至少為 1+
Anti-S, Anti-s , Anti-P1, Anti-M, Anti-I, Anti-e(saline), Anti-c(saline), and Anti-A$_1$	1：4 倍，反應力價至少為 1+
Polyspecific AHG	未稀釋時，反應力價至少為 2+（IS 法）
Anti-U, Anti-Kp^a, Anti-Kp^b, Anti-Js^a, Anti-Js^b, Anti-Fy^b, Anti-N, Anti-Le^a, Anti-Le^b, Anti-Lu^a, Anti-Lu^b , Anti-Di^a , Anti-M^g , Anti-Jk^b , Anti-Co^b, Anti-Wr^a, and Anti-Xg^a	未稀釋時，反應力價至少為 2+

註 1：試管法包括 IS 法或 IAT 法。

註 2：抗血清對應的血球主要應為單劑量抗原（single-dose），意即該血型等位基因為異合子 heterozygous 之血球。

否與請購單相符合，檢視其外觀有無破損、變形或受潮等異常。需要時，請廠家提供產品規格分析證明書（COA, Certificate of Analysis）以佐證耗材品質。

(二)試劑耗材的庫存管理

1. 分區庫存

血庫應建立試劑耗材的庫存管理系統，以防止試劑耗材的過期或短缺。此庫存管理系統能將未經性能查證的試劑、不合格的試劑耗材與合格的分區庫存。

2. 安全庫存量

有關試劑耗材如抗血清、紅血球試劑、血袋過濾器、或其他血庫檢驗的試劑，宜訂有安全庫存量。管理階層應依此定期抽查，以確保物品不致短缺而影響作業。至於血品的安全庫存量，則依各醫療機構使用的數量與經驗訂定。

(三)過期試劑的使用

由於抗血清或紅血球試劑取得不易或成本昂貴，因此有些血庫政策上可以使用過期試劑。但過期試劑需經查證以證實試劑性能的效性。其處理方法為每次操作時，同時利用品管物質或能力試驗的測試件來證實該試劑反應結果在可接受範圍內。

過期試劑若性能測試結果不合格，應立即停止使用。

六、儀器設備管理

血庫儀器設備管理事項如下：

㈠校正或查驗

血庫量測設備儀器需定期執行校正或查驗。

1. 校正

新購入之儀器經校正合格後才可正式使用。檢驗儀器亦應依廠商的標準校正程序定期執行校正，並留紀錄。

(1)外校

凡可追溯至國家標準之儀器設備，血庫可委外校正。外校的設備如溫度計、法碼、自動吸管等，需請委外單位提供其標準件量測追溯有效性的證明和校正人員的資格證明。

(2)遊校

由校正人員攜帶校正設備至血庫執行校正，如離心機的轉速、儲血冰箱的溫度等校正。除了留有校正紀錄外，亦需請校正人員提供其資格證明和其標準件量測追溯有效性的證明。

2. 查驗

由醫工或儀器負責人員依規定定期執行查驗，並留下紀錄，如工作溫度計等。自行查驗需有查驗標準作業程序，並設定合格標準，如溫度計自行查驗的合格標準。工作溫度計器差值的修正，除導入本身與外校的參考溫度計的器差值外，亦需導入參考溫度計外校的器差值，以符合量測追溯的要求。此外，查驗人員亦需有資格證明。

㈡儀器設備的文件與管理紀錄

1. 儀器設備的標準操作文件

如儀器設備管理程序書、儀器設備標準操作程序書。

2. 儀器設備管理的紀錄

與血庫儀器設備管理有關的紀錄，如儀器設備一覽表、儀器設備履歷表、年度儀器設備校正維護計畫、儀器設備校正方法暨校正頻率一覽表、儀器設備保養紀錄表等。

有關血庫儲血設備的管理事項如表 4-2 所示。而其它儀器設備管理事項如表 4-3 所示。

㈢儀器設備故障的應變

1. 檢驗儀器設備、儲存血品或試劑的設備若發生故障，經修復後，其修復紀錄除要說明故障原因、維護對策之外，並要有執行品管監測結果紀錄以佐證驗收。

2. 供應緊急輸血相關之設施、設備若發生重大事故，無法因應緊急醫療服務的需求時，血庫應建立備援計畫或機制。如儲存血品或試劑的設備故障無法修復時，應有替代之儲存空間；如檢驗儀器設備無法及時修復，又無備援儀器時，應有方案安排檢體緊急外送，以免影響檢驗服務。

七、檢驗前流程

㈠輸血的申請

輸血申請單係臨床醫師與血庫聯繫的工具。輸血申請單須有病人的基本資料（病人全名、病歷號碼、年齡或出生年月日、性別），並載明病人輸血原因、預期輸用的血品種類與數量、用血時間與申請

表 4-2　血庫儲血設備管理

設備 管理事項	冷藏冰箱	冷凍冰箱	血小板振盪箱
溫度範圍	1-6°C	≦ -20°C	20-24°C
振盪頻率	無	無	65-75 rpm
感溫棒系統（浸置的溶液）	10% propylene glycol	55% propylene glycol 與 45% methanol	
人工記錄高低溫度	至少每日 1 次	至少每日 1 次	至少每日 1 次（註 1）
24 小時連續溫度紀錄器	每日查核	每日查核	每日查核
溫度紀錄紙更換	每週，並記載更換日期與簽名	每週，並記載更換日期與簽名	每週，並記載更換日期與簽名
警報有效性檢查	每日查核	每日查核	每日查核
警報器警鈴測試（註 2,3,4）	每季（AABB）每月（TAF）	每季（AABB）每月（TAF）	每季（AABB）每月（TAF）
溫度計或感應棒的校正 / 查核	每年（TAF）	每年（TAF）	每年（TAF）

註 1. 血小板若非儲存於專用溫控振盪箱，至少應每四小時查核記錄溫度一次。

註 2. 冷藏冰箱警報器警鈴測試方式：應測試上下層之低溫及高溫警報。

　　低溫警報測試：感溫棒置於冰水內，低溫警報鈴響溫度標準為低溫加上 0.5°C。

　　高溫警報測試：感溫棒置於冷水內，高溫警報鈴響溫度標準為高溫減去 0.5°C。

　　冷藏冰箱警鈴啟動的溫度應在設定的溫度範圍內，例如設定 1～6°C，鈴響的溫度約在 1.5°C 和 5.5°C，避免超過溫度範圍才鈴響，無法達到預警功能。

註 3. 冷凍冰箱警報器警鈴：感溫棒放於溫度最易變化之處，如冰箱門邊。遇有正式警報產生，依 SOP 處理。

註 4. AABB：早前為 Americian Association of Blood Banks。2021 年更名為 Association for the Advancement of Blood & Biotherapies，簡稱 AABB。

表 4-3　血庫儲血設備以外的其他儀器設備管理

儀器設備	項目	操作或查核
離心機	1. 轉速接受的標準： 　電子式：設定的 rpm ±2% 　類比式：設定的 rpm ±5% 2. 時間：設定值 ±5 秒 / 分 3. 功能性查核	1. 每日有保養紀錄 2. 每季以光電式轉速計查核離心機轉速 3. 工作用轉速計每年校正一次 4. 定時器每年自行查核一次 　（AABB 建議每季） 　（查核方式：依中原標準時間查核） 5. 每年執行一次功能查核（視離心機用途，例如血庫專用離心機需查核價數判讀與洗滌離心條件是否適當）
乾式恆溫器	標準溫度： 1. 37±1°C 2. 56±1°C	1. 每日或使用時測試溫度 2. 方式：裝水的試管置於試管槽內以溫度計測試水溫，記錄溫度 3. 每年比對每個試管槽溫度與標準溫度，相差 1°C 以上之試管槽，塞住並停用
溫度計	溫度校正允收標準 1. <0°C（±2°C） 2. 0～20°C（±1°C） 3. >20°C（±1°C）	1. 參考溫度計每三年外校一次 2. 工作溫度計每年內部查核一次 3. 溫度計校正或查核：誤差值超過合格標準者淘汰
微量吸管	合格標準（ISO 8655） 1. <10 μL：設定值 ±1.2% 2. 10-100 μL：設定值 ±1% 3. 101-1000 μL：設定值 ±0.8%	1. 保養：每次使用後需清潔外部 2. 每年外校一次 3. 每 3 個月查核常用的體積一次（TAF）
計時器	合格標準：設定值 ±5 秒 / 分	1. 每 3 個月自行查核一次 2. 查核方式：依中原標準時間查核
顯微鏡	依據原廠建議	至少每年校正查核 / 查核一次
血型自動分析儀	依據原廠建議	至少每年校正一次加樣系統、檢測系統、溫控系統及離心系統
血漿解凍儀	溫度校正 / 查驗	1. 每日或使用時檢視並記錄溫度 2. 建議每季比對解凍溫度設定值與實際加熱溫度

（續下頁）

儀器設備	項目	操作或查核
血液照射儀	1. 照射時間校正 2. 劑量分布確認 3. 轉盤 4. 計時器 5. 照射檢查（用指示貼紙） 6. 洩漏輻射測試	1. 每半年一次，依據射源衰退特性調整 2. 銫 -137 射源每年測試一次，血品中心點照射劑量須達 25 Gy，內部任一處劑量須達 15 Gy，且不能大於 50 Gy（AABB） 3. 每次使用需檢查，年度再由工程師檢查 4. 每季校正 5. 每批次檢查 6. 每年 2 次檢查儀器表面及擦拭樣本腔體表面
無菌接合器	1. 熔接密合度 2. 功能測試	1. 每次使用時檢查熔接密合度 2. 每年執行功能性測試至少一次
輸血加溫器	1. 血液流出溫度 2. 加熱器溫度 3. 警報測試	1. 每季測試，不超過 37±2°C 2. 每季測試（允收標準依據原廠建議） 3. 每季測試（允收標準依據原廠建議）

註：表中校正之可接受標準，血庫得視該設備的使用目的自行調整訂定。

表 4-4　備血檢體三天效期的算法

週日	週一	週二	週三	週四	週五	週六
16:00 抽血				再次抽血（新檢體）		
第 0 天	第 1 天	第 2 天	第 3 天	第 0 天	第 1 天	第 2 天
檢體可用到週三 23:59						

醫師姓名等。若只有從資訊系統開立的電子申請而無書面申請單時，應能辨識開單醫師的身分。

(二)檢驗項目的申請

1. 初次備血：勾選輸血前檢驗，包括 ABO 血型檢驗、或 RhD 血型檢驗（此為選擇性檢驗，依醫院規定執行）、不規則抗體篩檢。

2. 再次備血：病人在血庫已存有初次的備血檢驗結果，再次備血時，若病人需輸用紅血球血品，且檢體效期已超過 3 天，則檢驗單只勾選不規則抗體篩檢即可。3 天的算法是抽血當日以第 0 天計算，如表 4-4 所示。若檢體仍在效期內或病人不輸用紅血球血品，則不需開立檢驗單。（註：目前有些醫院病人的檢驗單與輸血申請單已合併為單一文件）

㈢病人辨識

核對病人手圈的姓名與病歷號碼是否與輸血申請單、檢驗單相符合。若是門診病人未戴手圈，則可詢問病人，要求其說出自己的姓名與出生年月日，以便雙重核對。若機構採用科技輔助工具，如讀碼機或無線射頻辨識系統（radio frequency identification, RFID），亦可用以辨識病人。住院病人床上或牆壁上的名牌不能用來作為識別，因為病人可能轉床。重要的是需確定至少以兩種方式辨識病人，執行雙重確認，以免發生辨識錯誤。

㈣輸血前檢體採集

血庫應有採檢手冊提供臨床醫護人員和病人參考使用。其內容包括：每項檢驗採檢所需試管（說明抗凝劑有無或種類）、檢體種類、檢體量、運送檢體的條件要求、血庫拒收檢體準則等。

採血前需以兩種方式正確辨識病人，才可採集適當的血液量裝入試管。檢體標籤內容應含有病人姓名、病歷號碼、抽血日期及抽血人姓名或自述血型（此依醫院規定）。

部分血庫有自體儲血採集及治療性放血作業，應有採血不良反應發生的處理程序，並據此執行，以確保病人安全。

㈤血庫收件

血庫收到檢體，人員需查核檢驗單和輸血申請單的完整性，核對檢體標籤上的資料與檢驗單和輸血申請單是否符合。為確保輸血安全，避免因檢體錯誤或資料不全導致病人輸入不合的血液。備血檢體與檢驗單或輸血申請單的資料有不符合時，血庫應退件處理。血庫對退件需留有紀錄，此紀錄可包含退件日期和時間、病人姓名和病歷號、採檢單位和被通知人、以及退件標準、通知方式、後續處理和退件人姓名等。

㈥檢體的評估

1. 血清、血漿的選擇

手工檢驗如試管法，常採用不含抗凝劑檢體，以血清和紅血球執行檢驗。而管柱凝集技術（column agglutination technology, CAT）、凝膠法（gel method）、固相法（solid phase）的非試管法檢驗最好優先採用血漿（以 citrate、EDTA 或 CPDA 為抗凝劑），以免因不完全凝固產生微粒的碎片干擾凝集反應的判讀。血漿檢體因含有抗凝劑，會與鈣離子結合，影響補體反應，所以會抑制或減弱需依賴補體反應的某些抗體的偵測，如 Kidd 血型抗體，較不易測出。

2. 溶血

溶血的檢體可能影響凝集反應的判讀，或干擾具有溶血能力抗體的偵測，如 anti-A、anti-B、anti-"Miᵃ" 等。

3. 脂血

脂血有時會干擾血清溶血反應的偵測。有時也可能干擾凝膠法、固相法方法的檢測。

4. 血庫檢體拒收準則

檢體異常或檢體混濁會影響檢驗結果，

故血庫應有檢體接受政策或拒收準則，以確保檢體品質。表 4-5 列舉血庫檢體拒收準則。

八、檢驗與作業流程

㈠標準操作程序書（SOP）

SOP 提供血庫檢驗或作業流程中每一活動的指示，可分為下列各項。

1. 血庫檢驗項目的 SOP

血庫檢驗項目的 SOP，建議參考 ISO 15189 規範技術要求之檢驗程序的文件化內容撰寫，共 20 項，包括：

⑴檢驗目的

⑵檢驗所使用程序的原理與方法

⑶性能特徵

⑷樣本的種類

⑸病人準備

⑹容器與添加劑的種類

⑺所需的設備與試劑

⑻環境與安全管制

⑼校正程序（量測追溯）

⑽程序步驟

⑾品質管制程序

⑿干擾與交互反應

⒀計算結果程序的原理

⒁生物參考區間或臨床決策值

⒂檢驗結果的可報告區間

⒃當結果不在量測區間內時，決定定量結果的說明

⒄警告／危急值

⒅實驗室臨床解釋

⒆變異的潛在來源

⒇參考文件

2. 儀器設備的 SOP

儀器設備的 SOP 詳細描述檢驗儀器設備的操作程序說明，可依部門的規定撰寫。內容中應包含但不限於以下內容：儀器設備名稱，方法原理，性能規格，校正程序，操作程序，維護保養程序等。

3. 作業流程的 SOP

血庫作業流程的相關 SOP 應包括：

⑴血庫輸血作業流程

血庫的輸血作業流程，包括從血庫收到檢體、檢驗單與輸血申請單開始，到血品的出庫，如圖 4-2 所示。血庫除需有檢驗項目的 SOP 和儀器設備的 SOP 外，亦應明訂血品供應的作業準則（表 4-6）、作業程序及交付領用步驟，包括檢體辨識、使用前檢驗（交叉試驗等）、登錄、檢測、報告、血品處置、血品傳送等作業時

表 4-5　檢體拒收準則

1. 缺輸血申請單	2. 抽血人未簽名	3. 病人資料不全	4. 缺自述血型
5. 溶血	6. 凝固	7. 檢體汙染	8. 檢體不足
9. 檢體無標籤	10. 採血管錯誤	11. 檢驗單與檢體不合	12. 檢驗單項目錯誤
13. 缺檢驗單	14. 其他		

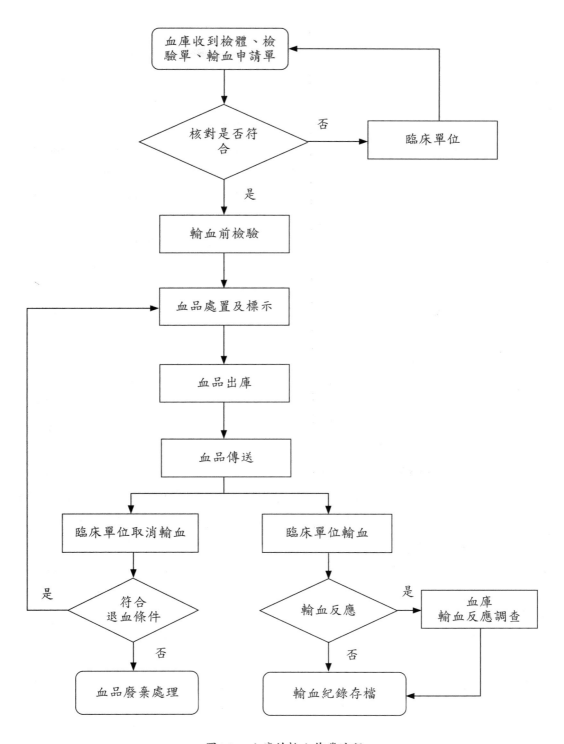

圖4-2　血庫的輸血作業流程

表 4-6　血庫供應血品之作業準則

血品	ABO 血型選擇準則	交叉試驗	其他處置
全血	與病人相同	大交叉試驗原則上需相合	視病人適應症可照光，以避免輸血相關移植物抗宿主病（Ta-GVHD）
（減白）紅血球濃厚液、洗滌紅血球	與病人的血清相合（O 型血為通用血型）	大交叉試驗原則上需相合	視病人適應症可照光，以避免輸血相關移植物抗宿主病
新鮮冷凍血漿	與病人的血球相合（AB 型血為通用血型）	不須作	使用前需解凍，解凍後保存於 4°C，1 天內使用（AABB）
冷凍血漿	同新鮮冷凍血漿	不須作	使用前需解凍，解凍後保存於 4°C，5 天內使用（AABB）
冷凍沉澱品	同血型優先，但可不限血型	不須作	使用前需解凍，解凍後保存於室溫，6 小時內使用（儘快輸用為佳）（AABB）
（減白）分離術血小板	同血型優先，但可不限血型	不須作	視病人適應症可照光，以避免輸血相關移植物抗宿主病
HLA 相合（減白）分離術血小板	同血型優先，但可不限血型	不須作	一律照光，以避免輸血相關移植物抗宿主病
白血球濃厚液	同紅血球濃厚液，與病人的血清相合	大交叉試驗原則上需相合	一律照光，以避免輸血相關移植物抗宿主病

效性與結果正確性要求之標準作業程序。

例如輸血前檢驗的流程，包括從醫師開單、要求檢驗 ABO 血型、採集血液並運送到血庫、執行檢驗到發出報告，都應有其 SOP。此類 SOP 包括：a.手工或電腦開立檢驗單；b.採血與檢體標示；c.檢體運送；d.檢驗 ABO 血型的步驟；e.記錄結果；f.發出報告等。

(2)血品暫存保管與血品退回之作業程序

血庫必須評估血品於病房及手術室暫存保管之作業方式的適當性，並依照所使用保存設備的功能，訂有包括輸注前可存放的時間、未輸注可退回的時間與條件等規範，提供相關醫護單位人員遵循。

(3)輸血反應調查作業程序

血庫供應血品給病人輸血，但輸血可能引起身體的不良反應，故血庫應有

調查輸血反應的作業程序，說明當接到輸血反應通知單、病人檢體和輸血血袋的處理流程，以及如何執行輸血反應探討調查和調查結果後的處理流程。

(4)緊急輸血作業程序

對於緊急輸血的血品供應服務，血庫應明訂有關院內申請使用之作業程序，且能明確說明緊急供血的時效等規範，並宣導全院醫護單位人員遵行。

(5)夜間、休假日的血品對外訂購作業程序

對於夜間、休假日的血品供應服務，血庫應明訂有關血品對外訂購及院內申請使用之作業程序，

(6)委外檢驗之評估、履約管理、品質管理等作業程序

血品使用前之檢驗，需借助委外檢驗方式完成者，血庫應制訂有效的作業程序，以評估與選擇具能力，且合乎品質要求的受委託檢驗單位。

(7)檢驗後檢體的作業程序

此程序應說明檢驗後之檢體管理辦法，含儲存、棄置時等作業規範，詳見本章十、檢驗後流程。

九、血庫檢驗與作業的品質保證

(一)血庫檢驗的內部品管

1. 試劑品管

(1)每日品管

每日品管的目的是測試抗血清與血球試劑當日反應的特異性。每日執行品管時，先觀察各試劑外觀是否無汙染，注意抗血清是否混濁、血球試劑是否有溶血。血球試劑若輕微的溶血，經洗滌後，上清液清澈且無溶血現象，試劑仍可使用。

常規檢驗會用到的抗血清與血球試劑如 anti-A、anti-B、anti-D 或 AHG，A_1 cells、B cells、篩檢細胞組（screening cells）、Coombs' control cells、MP 試劑等，每日品管所使用的陽性、陰性品管物質，檢驗方法與反應標準，如表 4-7 說明。

(2)測試當日（day of use）的品管

有些不是每日會使用到的試劑，例如偵測紅血球 ABO 血型以外其他抗原的抗血清，只需在測試當日第一次使用時執行品管即可。此種市售抗血清必須做陽性對照與陰性對照。陰性對照組使用的血球試劑為不含該抗原之紅血球，陽性對照組則使用含單一劑量抗原的紅血球，不使用雙倍劑量的紅血球。例如 anti-E 抗血清的品管，陽性對照組應選用 E(+)e(+) 的紅血球，而非 E(+)e(-) 的紅血球。另外，當需要偵測 Mia 抗原時，血庫若無市售的 anti-Mi^a 試劑，此時就有賴實驗室平常收集病人的 anti-"Mi^a" 血清（或血漿），將反應價數≧2+相同血型不同人的的檢體混合後，分裝在微量離心管冷凍保存，使用前再解凍。品管原則與上述市售抗血清相同，陽性對照組則選用篩檢細胞組之 Mi^a 抗

表 4-7　血庫檢驗試劑的每日品管

檢驗項目	試劑	品管物質		品管時機	檢驗方法	反應的標準
ABO 血型	Anti-A	陽性：A1 cells		每日	IS 法	4+
		陰性：B cells 或篩檢細胞組				0
	Anti-B	陽性：B cells		每日	IS 法	4+
		陰性：A1 cells 或篩檢細胞組				0
Rh D 血型	Anti-D	陽性：D(+) 篩檢細胞組		每日	IS 法	≧ 2+
		陰性：D(-) cells				0
DAT 檢驗	AHG	陽性：Coombs' control cells		檢驗當日	IS 法	≧2+
		陰性：Screening cells				0
	Coombs' control cells	陽性：AHG				≧ 2+
		陰性：6% bovine albumin				0
不規則抗體篩檢	D(+) 篩檢細胞組	陽性：Anti-D（反應為 1+ 的稀釋倍數）		每日	MP 法	1+
		陰性：6% bovine albumin				0

註：每日品管的執行，可依各醫院血庫常規方法而定。

原陽性細胞即可。

(3) 輔助試劑的品管

輔助試劑如生理食鹽水、低張離子溶液（low ionic saline solution, LISS）測試時，以目測觀察是否純淨無汙染，並確定在效期內即可使用。

(二)血庫檢驗的外部品管

血庫檢驗的外部品管主要是參加能力試驗（proficiency test）。血庫參加能力試驗係根據其作業流程提供檢驗項目的測試結果給予能力試驗機構，以便與其他參加機構的結果比較，用以證明其測試能力與確保檢驗的準確度。血庫參加能力試驗是法規的要求和認證必備條件。

在臺灣絕大多數的血庫參加臺灣醫事檢驗學會所提供的能力試驗，每年執行兩次測試，測試的項目含有 ABO 血型檢驗、Rh 血型檢驗、不規則抗體篩檢與鑑定、交叉試驗與直接抗球蛋白試驗。

血庫參加能力試驗得到結果報告後，應有人員負責結果的監控，並在結果報告上簽字。若能力試驗結果有不合格時，應探討發生的原因，執行檢討改善，並留有紀錄。即便是屬於未計分的教育題，若檢驗結果與能力試驗辦理機構提供的參考答

案不一致，仍應執行檢討並留紀錄。

㈢**血庫作業的品質保證**

　　血庫對血品的供應作業應有品質保證措施如下：

1. 應有血品供應（含退還）之標準作業流程，依此規則，確實執行血品供應流程相關紀錄，並將所供應的血品批號保存7年。
2. 血品供應時效符合臨床醫療需求，且不同血品的申請領用時間，能夠經由與臨床協議後有明確的訂定，而據以實施。
3. 依照血品使用前檢驗品質需求，制訂適用的品管政策與程序，內容包括內部品管、外部品管。
4. 醫院應設有輸血委員會（Hospital transfusion committee），作為監控輸血

作業品質管理的主要單位。血庫協助定期檢討血品的使用，尤其是血漿、血小板等之適應症及使用標準，及推動病人用血管理（Patient blood management, PBM），以提升輸血服務的醫療品質。輸血委員會的成員與任務，如表4-8所示。

5. 血庫應協助每年至少舉行 2 次輸血委員會議，針對病人照護品質相關指標（如：供應時效監測，客訴意見處理、供應品質與安全調查等），及防止副作用等有關保障病人輸血安全的成效進行分析，並有相關統計報告。當發現異常狀況時，能進行相關因應措施，及留有紀錄可供檢討。
6. 確實掌握訂購血液製劑之種類、使用及退還狀況，並致力減少退還情況。

表 4-8　輸血委員會的成員與任務

成員	主任委員：需為熟悉輸血作業的醫療人員。 委員：主要用血科系的代表，如心臟外科、骨科、急診科、血液科、腫瘤科與婦產科等，另有血庫代表、護理代表、資訊室代表與行政代表。
任務	1. 制定輸血政策 　提供輸血政策與標準作業程序、血液成分輸用指引。 2. 提供教育訓練以推廣輸血新觀念 　舉辦輸血醫學教育課程並提供參與輸血作業有關醫、護與血庫人員的教育訓練與考核。 3. 審查不當輸血之案例 　審查各種血液成分的應用，需要時，針對不當輸血之案例執行矯正預防措施，以改善血品的利用。 4. 監控輸血作業流程並檢討改善 　此流程從醫師端決定輸血、備血到血庫端的檢驗與血品核發作業，以及病人的輸血皆包含在內。 5. 監測並分析檢討輸血反應與不良輸血事件。 6. 針對醫護與血庫人員執行輸血作業稽核。 7. 推動病人用血管理

7. 血庫能提供血品使用單位人員,對於血品及血液製劑供應相關諮詢的教育訓練,以共同提升輸血醫療品質與安全。

(四)輸血反應調查的品質保證

血庫人員在收到輸血反應調查申請單後,應儘快執行檢驗,以探討輸血反應發生的可能原因,並儘速將結果通知血庫醫師。必要時依血庫醫師指示,執行進一步檢驗。

血庫醫師在評估輸血反應並做確認後,必要時則開立進一步檢驗單。並將所有調查的結果回饋予主治醫師,說明輸血反應屬於哪一型,同時建議以後輸血可使用的血品。

所有輸血反應調查結果的紀錄應留存於血庫資訊系統中,以備未來輸血時提供訊息,避免再次輸血反應的發生。

十、檢驗後流程

(一)結果的審查

檢驗結果的審查係在評估內部品管通過後,由負責檢驗的血庫醫檢師審查,審查的方式可採用臨床資訊或與先前檢驗結果相比對。在確認審查的結果無誤後,才可以將結果輸入(手工輸入模式)或傳入(自動傳輸模式)實驗室資訊系統。若血型或抗體篩檢結果與先前檢驗結果比對有差異時,人員應探討原因,採取措施,確保檢驗結果的正確性。

檢驗報告應有複審的程序,相關人員應依血庫自訂的複審報告流程,再次核對結果報告的正確性,才可發出報告。

(二)檢體的保存

1. 輸血前的保存

若病人曾經懷孕或在最近 3 個月內輸過血,可能會刺激不規則抗體產生,為了確保用在配合試驗的檢體符合病人當時體內的不規則抗體狀況,或不知其是否有輸過血,則病人的檢體用以執行不規則抗體篩檢與交叉試驗的效期至多 3 天。若病人未曾懷孕或在最近 3 個月內未輸血,其檢體保存效期可依各醫院政策適度延長。

2. 輸血後的保存

輸血後,病人備血檢體和供血者的檢體至少需再冷藏保存 7 天,以備需要時執行追蹤檢驗。

(三)檢體的棄置

超過保存期限之檢體,應依地方法規的廢棄物處理辦法處理及銷毀。

十一、檢驗結果的報告與釋出

(一)檢驗結果的報告

血庫應明訂檢驗報告的格式與內容,對於檢體的採檢日期、檢體的種類和報告日期需能隨時提供資訊。

當檢驗結果報告被延誤而可能危及病人照護時,如血型鑑定困難、交叉配合試驗不合難以提供血品的檢體,血庫應有通知申請者的流程。

(二)檢驗結果的釋出

　　血庫若設有危急值，應有即時通報的機制。當出現危急值時，應立即依既定的程序通知主治醫師或其他專業人員，並留有通報紀錄。

　　血庫若有口頭報告政策，當以口頭方式通知報告內容時，應要求對方複誦以做確認，並應留有紀錄，以確保報告的正確性。

　　血庫應有修改報告管制程序，當有錯誤報告必須修改時，應能通報至原始開單醫師，且需留有通報紀錄。修改後的報告，應有註記說明以區隔原始錯誤報告。對於原始報告，亦需提供可查詢的管道以利追溯。

十二、資訊管理

　　血庫的資訊包括運用捐血人和病人及其檢驗結果的資訊，必須有文件化的程序以確保隱私與其傳輸的完整性。利用傳真、簡訊、電子郵件或經由儀器電腦介面傳輸的資料，皆需與原始資料符合。而紀錄的保存期限應依醫療法規、認證要求或機構自身要求訂定。

十三、不符合事項管理

　　血庫的檢驗與作業若偏離既定政策、流程、或標準作業程序，以致運作發生異常，不能達成品質系統要求時，即產生不符合事項。這類不符合事項可經由工作人員在常規作業中、或血庫主管在審查紀錄的過程中被鑑定出來。此時，血庫人員應做調查，並經由報告、檢討，採取立即措施或矯正措施、或預防措施，以提升血庫作業品質。

十四、持續品質改善

　　血庫的管理階層可從品質管理活動中收集到許多資訊，以了解血庫運作的功能。血庫管理階層針對血品供應，應訂有內、外部品管監測指標，利用品質指標以偵測血庫作業品質。表 4-9 列出血庫常見的品質指標。當發現品質指標結果異常時，應執行問題調查與原因分析。而在年度管理審查會議應針對品質指標之適用性進行審查，並針對其目標值進行檢討和必要之修正。

　　當發現有下列情形時，可針對品質管理系統或血庫技術作業推行持續改善。

1. 出現不符合事項。
2. 來自內外部顧客的回饋，如抱怨、建議或品質相關作業的提案。
3. 品質指標的結果出現重大異常。
4. 內部稽核與外部稽核所發現的缺失。當採取改善行動後，血庫管理階層應在內部稽核時執行審查，以評估改善成效。

十五、稽核

　　稽核係用以量測並監控機構的作業成效，以鑑定出改善的機會。可分為內部稽核與外部稽核。內部稽核係由機構單位依自訂的稽核計畫啟動的稽核，可由單位人

表 4-9　血庫常見的品質指標

項次	品質指標	分子	分母	目標值
1	備血檢體退件率	備血檢驗單退件的總數	備血檢驗單總數	< 1.0%
2	緊急輸血達成率	接受緊急輸血申請後，5分鐘之內給血的次數	申請緊急輸血且有用血總次數	100%
3	血庫能力試驗合格率	檢驗結果合格總項次	參加能力試驗的檢驗項目總項次	100%
4	血庫檢驗報告更改率	檢驗報告更改數	發出檢驗報告的總數	< 0.05%
5	成分紅血球使用率	使用紅血球血品總單位數	使用新鮮冷凍血漿與冷凍血漿總單位數	> 1.5
6	輸血單回報率	輸血後輸血單填送回血庫的張數	出庫且已輸血的輸血單總數	> 98%
7	血品報廢率	血品報廢單位數	實際輸用血品單位數＋血品報廢單位數	< 1.0%
8	輸血反應發生率	發生輸血反應的次數	出庫且已輸血的輸血單總數	< 2.0%

註：品質指標目標值的設定，依各醫院血庫政策決定。

員或聘請外部專家擔任稽核員。外部稽核則是由外部機構啟動檢查的稽核。血庫依法規或認證的需求須接受外部稽核，以維持其執業許可或認證資格。如在臺灣，當醫院評鑑時，血庫需同時接受評鑑；或血庫主動申請 ISO 15189 醫學實驗室或 CAP 認可，皆屬於外部稽核。

十六、總結

　　血庫執行品質管理，以確保血品與用血的品質與安全。持續監控實施的作業流程，可發掘問題之所在，並找出問題之根本原因，以採取改善行動根除原因，最後並導入文件執行。如此方能達成品質目標，並符合品質政策的要求。

參考文獻

1. TAF: ISO 15189，醫學實驗室—品質與能力要求，TAF-CNLA-R02(3)，2013年。

2. 醫策會：108 年醫院評鑑 2.8 章及教學醫院評鑑基準，醫學中心版。

3. Cees Th. Smit Sibinga: Quality Management in Transfusion Medicine,

Nova Science Publishers, Inc., USA. 2013.

4. CFR-Code of Federal Regulations Title 21, Mar. 29, 2022. FDA, USA.

5. AABB. Technical Manual. 20th ed. 2020. Bethesda, Maryland, USA.

6. TAF：生物／醫學實驗室設備校正或查核週期及評估指引。TAF-CNLA-G19(3)，2018 年。

7. Transfusion Medicine Checklist. College of American Pathologists, 2021.

學習評量

1. 血庫的品質管理系統要項為何？
2. 如何執行血庫人員的品管？
3. 如何執行試劑驗收的性能查證？
4. 血庫儲血冷藏與冷凍水箱的管理執行週期為何？
5. 血庫儲血冰箱以外，其他儀器設備管理事項為何？
6. 採集備血檢體前，如何執行病人辨識？
7. 血庫人員如何評估備血檢體的適用性？
8. 血庫檢驗的內部品管如何執行？
9. 血庫檢驗項目如何參與外部品管？
10. 請列舉五項血庫常見的品質指標。
11. 那些情況發生時，可針對血庫的品質管理系統或技術作業推行持續品質改善。

第五章　臨床鏡檢之品質管理
（Quality Management in Clinical Microscopy）

楊雅倩

內容大綱

共通原則

尿液常規檢查

腦脊髓液和其他穿刺液（心包囊水、腹水、胸水、滑膜液）檢查

糞便寄生蟲檢查

精液檢查

學習目標

1. 品質管理概念
2. 臨床鏡檢實驗室之共通原則
3. 尿液檢查之品質管理
4. 腦脊髓液和其他穿刺液（心包囊水、腹水、胸水、滑膜液）檢查之品質管理
5. 精液檢查之品質管理
6. 糞便寄生蟲檢查之品質管理

一、共通原則

(一)品質金字塔：3Q（圖5-1）

1. 品質管制（Quality Control, QC）：係指降低實驗室錯誤的一套系統，可分為兩類
   (1)實驗室內部品管，乃針對檢驗品質進行持續性的內部評估。

   (2)實驗室間的外部品管，由多個參加單位檢驗相同且答案未知的測試件，經統計分析各單位結果的一致性和差異程度。

2. 品質保證（Quality Assurance, QA）：係指保證檢驗品質及其有效應用於病人照護的一套系統
   (1)檢驗醫學是一種「Brain-to-Brain」的資訊傳遞，醫師因病人的症狀和癥兆而開立檢驗，自採集檢體、檢驗分析和發送報告，最後再回至醫師進行病人診斷和處置（圖5-2）。
   (2)品質保證系統即涵蓋檢驗前、檢驗中和檢驗後流程（圖5-3）。
   (3)實驗室應建立「品質指標」，以監控與評估檢驗前、檢驗中和檢驗後流程各關鍵構面的表現，例如：檢體不合格件數、報告修正件數等。

3. 品質管理（Quality Management, QM）：現進階為全面品質管理（Total Quality Management, TQM），係指管理

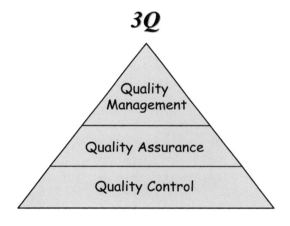

圖 5-1　品質金字塔（Quality pyramid）

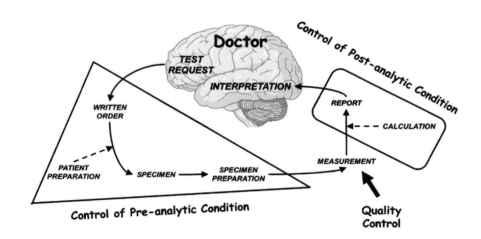

圖 5-2　檢驗醫學的「Brain-to-Brain」資訊傳遞

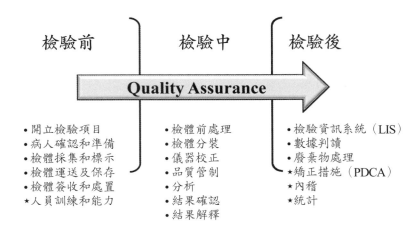

檢驗前　　　　檢驗中　　　　檢驗後

Quality Assurance

- 開立檢驗項目
- 病人確認和準備
- 檢體採集和標示
- 檢體運送及保存
- 檢體簽收和處置
- ★人員訓練和能力

- 檢體前處理
- 檢體分裝
- 儀器校正
- 品質管制
- 分析
- 結果確認
- 結果解釋

- 檢驗資訊系統（LIS）
- 數據判讀
- 廢棄物處理
- ★矯正措施（PDCA）
- ★內稽
- ★統計

圖 5-3　檢驗醫學的「品質保證」

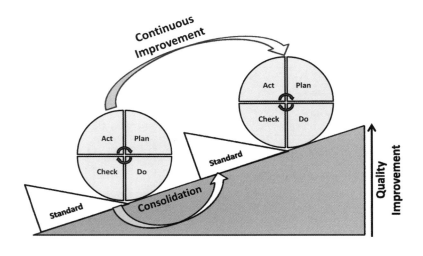

圖 5-4　PDCA Cycle

檢驗倫理、效率、品質並符合規範的一套系統

⑴戴明迴圈（Deming Cycle），又稱為 PDCA 迴圈（Plan-Do-Check-Act Cycle），是一套由四個步驟反覆運作的管理方法，可用以管控並持續改善檢驗流程和品質（圖 5-4）。

⑵一種管理的哲學，強調全員參與以及持續改善的精神。

㈡品質系統之文件架構：四階文件（圖 5-5）

1.品質手冊（Quality Manual），包括品質政策、品質目標、管理及技術要求。

2.品保作業程序書（Quality Procedures），包括文件管制、資訊管

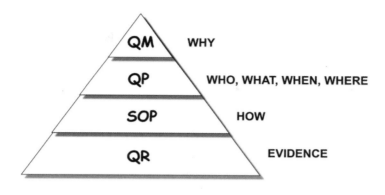

圖 5-5　品質系統 ISO 標準之四階文件

制、技術紀錄管制等作業程序。

3. 標準操作程序書（Standard Operation Procedures），包括方法、儀器、校正、品管等標準作業程序。

4. 品質紀錄（Quality Records），包括品保作業程序和標準操作程序所使用之表單和紀錄。

(三)品質管理計畫

1. 實驗室應設有文件化之品質管理計畫
   (1)此計畫用以確保檢驗前、檢驗中和檢驗後（報告）之品質，包括：

   a. 病患確認和準備

   b. 檢體收集、確認、保存、運輸和處理

   c. 正確且即時的結果報告

   (2)此計畫必須能發現實驗室存在的系統性問題，以及系統改進的時機。

   (3)此計畫所獲得的數據與資料，實驗室可用以擬訂矯正和預防措施之相關計畫。

2. 實驗室應建立一套系統，可即時發現並矯正重要的文書或檢驗錯誤以及異常的檢驗結果

   (1)針對每一個檢驗流程，須建立一個常見錯誤之清單，以及其矯正措施。

   (2)於發送報告前，可以由一位符合資格者（例如：醫檢師、組長、病理醫師或實驗室主管）進行結果審閱。

   (3)對於載有診斷的檢驗報告，皆須經由實驗室主管或符合資格的授權者審閱後，方可發送報告。

   (4)電腦化之實驗室須有自動攔截異常檢驗結果的機制。

   (5)對於發送報告後才發現的錯誤，須立即更正結果，並通知開立檢驗的醫師或送檢機構。

(四)「檢驗前」的品質管制

1. 係指管控發生在操作檢驗前的變因，包含：
   (1)開立檢驗項目
   (2)病患確認和準備
   (3)檢體採集和標示
   (4)檢體運送和保存
   (5)檢體簽收和處置

2. 其中許多項目的品質乃決定於實驗室外的醫療人員和病患，因此良好的通溝和適當的訓練可增加此品質管控，例如：改進檢驗報告完成時間（turnaround time, TAT）、避免重複開立檢驗和確保高品質的檢體。

3. 檢體收集和處理之相關的訊息應載明於標準作業程序，人工或電腦開立檢驗單應包含：
   (1)病患的辨識資訊：性別、年齡、生日
   (2)檢體種類
   (3)檢驗項目
   (4)採集的日期和時間
   (5)送檢前是否曾經冷藏
   (6)檢驗室收到檢體的時間
   (7)檢驗室執行檢驗的時間

4. 病患準備（例如禁食或暫停服用藥物）、檢體種類和體積、採檢容器。

5. 檢體允收標準應包括：
   (1)檢驗單和採檢容器上的病患辨識資訊完整
   (2)檢體即時送至檢驗室
   (3)如未能即時送檢須有冷藏或添加保存劑
   (4)有足夠的檢體量和正確的檢體類別。
   (5)檢體採集於無汙染且含蓋的容器

6. 應明訂「檢體退件標準」，並公告予醫護人員、病患及其照護者。其內容包含：
   (1)檢體無標籤、標籤不清或標籤不全以致無法辨識。
   (2)檢體無檢驗單，以致無法獲知檢驗項目內容。

(3)檢驗單與檢體不符。
(4)檢體破損外漏。
(5)檢體運送條件不符（如：未冰浴送檢或溫浴送檢）。
(6)超過有效處理時限的檢體。
(7)檢體量不符（過多或不足）。
(8)採檢容器不符。
(9)檢體種類不符（例如：尿液檢驗送血液檢體）。
(10)用於細胞計數與分類之體液檢體出現凝固現象。

7. 檢驗室該設立異常事件報告流程，發生檢體退件時，應即時記錄退件原因和處理方法，以供原因分析並擬訂避免或矯正措施。

8. 檢驗室收到檢體後應馬上進行檢測，否則應冷藏並避光。

9. 實驗室應建立一套執行人員訓練和能力考核的文件化程序並留有紀錄，包括：人員繼續教育、新進人員訓練以及人員技術考核等。

(五)「檢驗中」的品質管制

1. 係指管控直接影響檢體檢測的變因，包含：
   (1)試劑
      a. 標準作業程序應載明每種試劑之名稱、化學成分、配製方法、廠牌、保存方式。
      b. 明定配製試劑之去離子水。
      c. 特別明顯註明與試藥相關的安全顧慮或健康危害。
      d. 試劑和溶液應有適當的標示於試劑

本身或紀錄本，內容包括：

　i. 購買和收貨日期

　ii. 內容物、含量和濃度

　iii. 保存條件

　iv. 配製或開封日期

　v. 有效期限

　vi. 適當的安全資訊

e. 當試劑因開封而改變有效期限和保存條件，則應將新有效期限註明於試劑本身。

f. 若廠商沒有提供試劑有效期限，則實驗室須根據已知的試藥穩定性、使用頻率、保存條件和汙染的可能性，自行訂定並標示有效期限。

g. 確保所有使用的試劑均在其有效期限內。

h. 使用新批號和新運送之試劑前或同時，應與舊批號試藥之檢驗結果進行平行測試。

　i. 對於定性檢驗項目，利用至少一支陽性檢體和一支陰性檢體進行新舊試劑之檢驗結果比對。

　ii. 若以品管檢體進行新舊批號試藥之比對，實驗室須了解有些基質干擾（matrix interference）可能會影響檢測，而掩蓋了因更換試藥批號而造成病患檢驗結果的改變。

　iii. 當實驗室會以「弱陽性」為檢驗報告時，則應包含此類檢體進行此平行測試。

i. 實驗室應針對每一試劑進行常見的干擾評估，或採用可信的參考資料來源。

(2)儀器

a. 操作手冊應載明儀器之性能、操作、校正頻率、偵測極限，以及當超過偵測極限或線性濃度範圍時之處理和記錄步驟。

b. 實驗室針對每一項檢驗方法應建立一套文件化的校正程序，並有校正紀錄。

　i. 校正程序乃用以測試並調整檢驗系統，以達其正常運作的狀態。

　ii. 校正頻率應符合廠商之建議。

　iii. 當檢驗系統出現校正驗證未符合允收範圍，即須執行校正程序。

　iv. 實驗室應訂定校正驗證和結果允收的準則，而校正時機包括：

　　(i)更換新批號的試藥

　　(ii)品管結果異常

　　(iii)儀器大保養和維修後

　　(iv)當廠商建議時

　　(v)至少每 6 個月

c. 檢驗系統之校正驗證不符合允收標準時，即應進行再校正。

d. 折射儀的校正應包括去離子水和一種已知比重之標準溶液。

　i. 去離子水－比重 1.000

　ii. 5% NaCl 溶液－比重 1.022 ± 0.001

　iii. 9% sucrose 溶液－比重 1.034 ± 0.001

e. 自動或半自動分析儀

 i. 應使用廠商提供之校正液和校正步驟進行儀器校正。

 ii. 應使用兩種濃度之品管檢體並記錄其結果；當品管不通過時，應詳細記錄矯正措施，只有在品管通過的情況下，才可執行病患檢體之檢驗。

f. 所有儀器應依 CAP（College of American Pathologists）或其他相關指引訂定例行之預防性維修（preventive maintenance）計畫，並保存所有例行性和非例行性的保養紀錄。

(2)設備

 a. 臨床鏡檢相關之設備包括：冰箱、離心機、顯微鏡、製水機。

 b. 冰箱應每日記錄溫度。

 c. 離心機通常應每三個月進行校正，並記錄離心力之設定；同時每週進行消毒之維護工作。

 d. 顯微鏡應隨時保持清潔，並有年度保養清潔計畫。

 e. 用於配製試藥之去離子水應每週檢測 pH 值和純度（電阻），每月檢測含菌量；並應完整記錄所有結果。

 f. 所有設備應依 CAP 或其他相關指引訂定例行之預防性維修計畫，並保存所有例行性和非例行性的保養紀錄。

(3)檢驗步驟

 a. 應有詳細且完整之操作步驟，內容

包括：

 i. 檢體準備（例如：離心速度和時間）

 ii. 檢體和試劑的時間限制和穩定性

 iii. 計算公式，並舉一實例

 iv. 生物安全注意事項

 v. 操作步驟

 vi. 檢驗誤差和干擾物質的來源

 vii. 影響檢驗的臨床狀況

 viii. 替代性的步驟

 ix. 一般和緊急檢體可接受的檢驗報告完成時間

 x. 參考資料

 b. 可包含廠商之試劑說明單，但不可完全取代自編的操作手冊。

 c. 實驗室主管須於每一新的和修正的操作手冊簽名並註明日期。

(4)醫檢師之執行檢驗能力

 a. 醫檢師應了解品管和標準作業程序的重要性，並徹底執行。

 b. 實驗室應備有最新之參考資料和圖譜，以增進醫檢師之專業能力。

 c. 持續接受在職教育訓練，以了解最新檢驗方法和發展。

2. 內部品質管制程序

(1)係指品管檢體、步驟和技術，用以監控每一檢驗項目之正確性、準確性，以及可信度（即同時具備正確性和準確性）。

(2)品管資訊包括

 a. 品管檢體之準備和處理

 b. 品管檢體的使用頻率

c. 品管結果的允收範圍

d. 品管結果的記錄方式

(3)品管的執行時機

　a. 更換新試劑時

　b. 進行病患檢體之檢驗前

　c. 儀器出現異常狀況

　d. 臨床醫師對檢驗結果提出疑問時

(4)品管日誌可以是紙本或電子檔

(5)外購品管檢體之監控

　a. 使用至少兩種濃度的市售品管檢體。

　b. 品管紀錄包含：品管檢體批號、開封日期和有效日期，以及品管結果。

　c. 須由同一醫檢師執行品管和病患之檢體。

　d. 品管結果經確認過後，方可發送病患之檢驗報告。

　e. 重複檢測品管之結果須呈現高斯（常態）分布或可以得到相同結果。利用所得之結果計算平均值（Mean）、標準差（SD）和變異係數（CV），而變異係數應小於5%。

　f. 品管允收範圍定於 Mean±2SD 或 Mean±3SD。

　g. 利用 Levy-Jennings 控制圖監控品管結果。

　h. 當品管結果超出允收範圍或持續朝平均值之一邊偏移時，代表檢驗之正確性發生改變。

　i. 當品管結果於平均值上上下下大幅跳動時，代表檢驗之準確性發生改變，此乃經常源自技術的誤差。

3. 能力試驗和替代性評估系統

(1)實驗室應參加適當的外部能力試驗之評估，其內容包括執行病患檢驗的所有項目。如無適當的外部能力試驗，則至少每半年須執行一次替代性評估程序，以確認分析的準確性。

(2)適當的替代性評估系統可包括：

　a. 將檢體分樣，並送至參考實驗室或其他實驗室檢測。

　b. 利用病歷查閱進行臨床確認。

　c. 參與非評估的教育性能力試驗。

(3)檢驗項目若是間歇性執行或僅執行一段時期，則於檢驗開始前必須有能力試驗或替代性評估；且於執行這些檢驗項目期間，至少每六個月應進行能力試驗或替代性評估。

(4)能力試驗檢體應導入實驗室常規檢驗工作，由執行此檢驗項目之醫檢師以操作病患檢體的方式進行檢測。

　a. 只有當常規情形下病患檢體會進行重複檢驗，方可重複測試能力試驗檢體。

　b. 有關形態學能力試驗（例如：尿沉渣和體液顯微照片），應由執行該項檢驗之一位醫檢師進行鑑定，只有當常規情形下病患之困難檢體會由一位以上醫檢師共同檢閱，方可以群體共識方式進行此類能力試驗。

(5)實驗室若使用多種方法進行單項檢驗，則應採用主要方法進行其能力試驗。

(6)實驗室所有醫檢師應皆能輪流參與能力試驗,以達其教育目的。

(7)實驗室應保留能力試驗紀錄,並可作為醫檢師個人檔案之能力和繼續教育的紀錄。

(8)實驗室主管或其授權者應持續審閱能力試驗和替代性評估之結果,並針對不可接受之結果加以原因分析且執行即時的矯正措施。

　　a. 以上評估應於接獲報告的一定時效內(例如一個月內)完成。

　　b. 應有完整文件紀錄。

　　c. 矯正措施可包括:人員再教育、儀器重新校正、改變操作流程,甚至暫停臨床檢體之檢驗等。

　　d. 以上所有報告和相關紀錄除特殊規定外,應保存兩年。

(9)於能力試驗提交結果截止日期前,應禁止實驗室間交換能力試驗相關之訊息。

(10)實驗室應禁止轉送能力試驗檢體至其他實驗室檢測,即使是同一醫療體系之不同實驗室亦不被允許。

(六)「檢驗後」的品質管制

1. 檢驗報告

(1)檢驗報告應包含單位、參考值,並建議利用標記註明過高或過低的結果。

(2)實驗室應針對性別與年齡等條件分別建立參考值,或經確認後,採用廠商建議之參考值。

　　a. 可收集 20 名健康者之檢體確認廠商建議之參考值,當沒有兩個以上的結果超出此參考區間,則視為適用之參考值。

　　b. 如因健康者檢體取得不易等因素,無法執行正式之參考區間研究,則實驗室應仔細評估已發表之文獻報告,且保留其評估紀錄。

(3)實驗室應建立檢驗結果之危急值和通報標準,當事件發生時立即通報醫師或相關臨床人員。

　　a. 檢驗結果之危急值應由單位主任與臨床醫師共同協商後訂立之。

　　b. 醫檢師應熟悉各檢驗項目之危急值。

　　c. 當事件發生時,應有通報結果的完整紀錄,包括:日期、時間、通報醫檢師、通報對象和檢驗結果。

　　d. 實驗室若無法通知到相關對象時,亦應有相關紀錄和處置方法,以避免問題再度發生。

(4)實驗室應設立合理之常規檢查和緊急檢查的報告時間

　　a. 常規檢查為收到檢體的 4-8 小時內。

　　b. 緊急檢查或急件之報告如不需進一步的確認操作,則應於收到檢體的 1 小時內。

2. 實驗室應建立檢驗報告釋出的文件化程序,包括資訊安全和自動驗證系統,針對更改報告應留有修正、變更或補正之相關紀錄。

3. 實驗室應建立剩餘檢體的儲存、保留和丟棄之管理程序。

㈦標準作業程序（Standard operating procedure, SOP）

1. 檢驗室應有完整的 SOP（紙本或電子檔），隨時可供所有醫檢師參考。
2. 紙本或電子化的 SOP 應有適當的文件管制。
   ⑴每年定期審閱。
   ⑵經授權者方可修訂，每次修訂皆須註明日期，並有修訂者簽名。
   ⑶當更換單位主任時，新主任須在合理的時間內審閱所有文件。
3. 內容應包含：
   ⑴檢驗目的和臨床意義
   ⑵檢驗原理
   ⑶病患準備
   ⑷檢體類別和收集
   ⑸檢體允收和退件標準
   ⑹試劑
   ⑺標準液和品管檢體
   ⑻儀器校正、維護之方法和排程
   ⑼操作步驗
   ⑽計算方式
   ⑾品管頻率、允收範圍和矯正措施
   ⑿正常參考值和危急值
   ⒀結果判讀
   ⒁方法限制
   ⒂方法確效
   ⒃確認試驗
   ⒄報告方式
   ⒅參考文獻
   ⒆有效日期
   ⒇作者
   ㉑審閱日期和排程

4. 相關儀器和試劑之說明書必須仔細閱讀並放置於檢驗室，可供隨時參考。任何與說明書不同之操作，皆須經適當審閱並詳細記錄於 SOP。
5. 採用新方法或儀器前，皆須先進行評估與確效，當確定變更時，須經實驗室主管審閱評估結果，並將變更通知所有相關醫檢師。
6. 當停止使用某一份 SOP 時，其紙本或電子檔應至少保留 2 年，並記錄開始使用和停止使用日期。

㈧實驗室要求

1. 有足夠的空間用於執行尿液分析和臨床鏡檢以及其相關的品管活動。
2. 實驗室符合人員安全需求，同時工作台、椅子和顯微鏡的安排皆考慮人體工學的良好姿勢與舒適度。
3. 實驗室環境（包括：地板、工作台與水槽等）皆保持清潔。
4. 實驗室之明亮度、溫度、濕度和通風皆控制良好。

二、尿液常規檢查

㈠檢體收集和處理

1. 檢驗單應包含下列資訊：
   ⑴病患的辨識資訊：性別、年齡、生日
   ⑵尿液種類
   ⑶檢驗項目
   ⑷採集的日期和時間
   ⑸送檢前是否曾經冷藏
   ⑹檢驗室收到檢體的時間

2. 正確的尿液檢體收集對於避免檢體汙染和成分改變極為重要，故應提供病患或照護者收集乾淨中段尿液的衛教說明書，並以圖文方式公告於檢體收集區。

3. 女性病友生理期之尿液會嚴重影響檢驗結果，故應避免生理期前後三天採檢。

4. 中段尿採集步驟
   ⑴洗手
   ⑵前段尿排出丟棄
   ⑶直接收集中段尿液至指定容器（尿杯）

5. 檢體量
   ⑴最佳檢體量應包含化學檢查和尿沉渣檢查所需之體積。
   ⑵如遇尿量不足之檢體，應退件或在報告加註說明。

6. 尿液檢體應於採集後 2 小時內完成檢驗
   ⑴如須延遲檢驗，應有一套方法決定適當的檢體保存方法，以維持尿液化學成分、細胞和成形物質的完整性。
   ⑵冷藏可抑制細菌生長，但無法避免低比重或鹼性尿液造成細胞和成形物質的分解，同時，也可能導致結晶體的形成。
   ⑶特定保存劑（例如：硼酸、福馬林等）僅可適用於某些特定項目之尿液檢查，故須有一套方法辨識檢體是否添加保存劑，並了解其可能造成之檢驗前的錯誤。

7. 尿液檢體室溫置放超過兩小時可能之影響如下：
   ⑴細菌增生
   ⑵形成結晶體（磷酸鹽或尿酸鹽）導致混濁度增加
   ⑶pH 值改變
   ⑷細菌分解葡萄糖
   ⑸膽紅素和尿膽素原氧化
   ⑹酮體揮發
   ⑺紅血球、白血球和圓柱體溶解

8. 實驗室應有一套檢體退件和處理次佳檢體的標準
   ⑴延遲送檢或未使用適當的保存方法，將導致化學成分含量改變、細胞和成形物質數目減少，如醫師仍須要此檢驗報告，則應於報告註明檢體狀況。
   ⑵不適當檢體的處置應記錄於病患報告或品質管理紀錄

㈡試劑

1. 尿液分析標準作業程序應載明尿試紙之各檢驗項目的原理、量測範圍、敏感度，以及導致偽陽性和偽陰性之干擾物質和情況。

2. 尿試紙應置於有乾燥劑之不透光瓶罐，且隨時關緊瓶蓋以防潮濕，並於室溫保存。

3. 尿試紙每日須以陽性和陰性品管檢體測試試劑之有效性，新開封之尿試紙亦同，並記錄之。

4. 當試劑組包含多種試藥時，除非廠商有特別註明，實驗室不可混用不同批號之試劑組的試藥。

㈢品管

1. 每日應執行品質管制程序，並有品管紀錄。

2. 當儀器（或方法）更換新批號試劑時，即應執行品管程序。

3. 實驗室應根據臨床檢體之分析結果的範圍，選擇適當濃度的品管檢體。

4. 執行每日品管的準則如下：
   ⑴針對定量試驗，每日須進行 2 種不同濃度的品管檢體。
   ⑵針對定性試驗，每日須進行陽性和陰性的品管檢體。

5. 品管檢體應視同病患檢體，由相同的醫檢師以相同的方法執行檢測。
   ⑴執行同一檢驗項目的每位醫檢師皆應參與其品管程序
   ⑵品管程序盡可能涵蓋所有操作步驟，以發掘檢驗前和檢驗後的可能變因。

6. 實驗室應訂定品管的允收範圍

7. 針對定量試驗，實驗室應藉由重複分析之方式，驗證或建立每個批號品管檢體的有效目標範圍（valid target range），包括：平均值（mean）、標準差（SD）和變異係數（CV）。

8. 實驗室應訂定當品管之結果超出允收範圍時的矯正措施，當情況發生時即須執行並有文件紀錄。

9. 實驗室應先審閱並確認品管結果於允收範圍，方可發送檢驗報告。

10. 實驗室主管或授權者應至少每月審閱並評估品管結果，同時針對分離點（outlier）、持續單向偏差趨勢（trend）和遺漏（omission）等應追並留有紀錄。

11. 實驗室如同時使用多台儀器（或多種方法）進行一項檢驗，則每年應至少兩次進行儀器（或方法）間的比對和校正。
   ⑴如為同廠牌同機型之不同機台，並使用相同批號之試劑，則可利用品管結果進行機台間的結果比對。
   ⑵如為不同廠牌之儀器，則應使用新鮮病患檢體（混合之檢體亦適用），以避免品管檢體在不同儀器間可能發生的基質效應（matrix effect）而導致結果的不一致性。

㈣儀器和設備

1. 折射儀
   ⑴用以檢測比重的折射儀，應使用去離子水（比重 1.0000）和 5% NaCl 溶液（比重 1.0225）每年至少校正一次。

2. 實驗室應訂定所有尿液分析和臨床鏡檢相關之儀器和設備的例行保養和功能檢測的排程，此乃包括貯存試劑和檢體之冰箱。
   ⑴所有常規儀器保養、功能測試、冰箱溫度等皆應有完整紀錄文件。

3. 實驗室應保存儀器保養和維修紀錄（影本亦適用），以提供醫檢師和維修人員隨時之參考使用。

4. 吸管、微量吸管和稀釋器於使用前應檢測其體積的準確性和再現性，之後每年亦應至少進行一次確效，並保存完整紀錄文件。

5. 實驗室應使用經認證（Class A）之體積量測玻璃容器。

6. 顯微鏡
   ⑴各式物鏡和目鏡皆應保持清潔
   ⑵應有預防性保養之排程

(五)尿液化學檢查

1. 儀器或目測之常規尿液化學檢查應至少包含下列項目：
   (1)Glucose
   (2)Protein
   (3)Blood or hemoglobin
   (4)Nitrite
   (5)Leukocyte esterase

2. 尿液化學檢查潛在的變因
   (1)蛋白質：尿試紙僅對白蛋白反應，對於球蛋白、本瓊氏蛋白（Bence-Jones protein）和黏蛋白不反應。
   (2)膽紅素：對光線敏感。
   (3)尿膽素原：對光線敏感。
   (4)pH 值：尿液久置，因細菌分解尿素產生氨，而導致尿液 pH 值增加；或因細菌分解葡萄糖產生酸，而導致尿液 pH 值下降。
   (5)潛血：尿試紙對血紅素和肌紅素皆可反應，而對於紅血球則較不敏感。
   (6)酮體：尿試紙僅對 acetoacetic acid 反應，對於 actone 和 β-hydroxybutyric acid 不敏感。
   (7)白血球：尿試紙檢測白血球酯酶（esterase），若白血球缺乏 esterase 則不反應。

3. 依據小兒科醫師之臨床需求，實驗室應建立尿液還原物質檢測方法。

(六)自動和半自動尿液分析儀

1. 實驗室於啟用新尿液分析儀前，應先比對新儀器與手工方法或原使用儀器的檢驗結果。

2. 針對尿液分析儀可能出現錯誤結果之特定尿液檢體，實驗室應訂定準則，採用替代檢測方法，例如：改以人工判讀或其他確認方法。

3. 特殊尿液顏色或顏色過深，常導致尿液分析儀產生偽陽性，而此異常顏色利用人工方式觀察則很明顯而可避免之。

(七)人工尿沉渣檢查

1. 除非有文件明載特定情況，否則尿液分析應包括尿沉渣鏡檢。

2. 製備尿沉渣應使用旋翼式轉子（swing-bucket）之離心機，並固定離心條件（例如：離心力 500 xg、5 分鐘），以及尿液濃縮倍率。

3. 實驗室應訂定尿沉渣各物質觀察和計數方式
   (1)圓柱體於 10 倍物鏡觀察，搭配 10 倍目鏡共 100 倍放大，以 LPF（low power field）方式報告，並須註明種類。
   (2)細胞類於 40 倍物鏡觀察，搭配 10 倍目鏡共 400 倍放大，以 HPF（high power field）方式報告。
   (3)細菌、其他微生物和結晶體於 400 倍視野觀察，以價數方式報告。

4. 實驗室應定義半定量報告的方式
   (1)圓柱體和細胞類的報告範圍間距。
   例如：紅血球、白血球和上皮細胞以 HPF 的報告格式

0-2	3-5	6-9	10-19	20-29	30-49	50-99*	≥100*
* 50-99/HPF 和 ≥ 100/HPF 可簡化為 ≥ 50/HPF							

⑵細菌、其他微生物和結晶體之價數定
義。

5. 實驗室應備有圖譜或照片等參考資料，
以協助尿沉渣的鑑定。

6. 實驗室應建立一套尿沉渣形態學觀察能
力一致性的評估方法和標準，同時每年
應至少進行一次能力評估，以確保所有
醫檢師對於尿沉渣鑑定的一致性。建議
執行的方法如下：
　⑴輪流觀察已確認異常（例如：紅血
　　球、白血球、圓柱體、酵母菌和細菌
　　等）之尿沉渣抹片。
　⑵使用多頭顯微鏡共同觀察。
　⑶利用已確認之尿沉渣顯微照片（例如
　　CAP 或台灣醫檢學會能力試驗之照
　　片）。
　⑷利用已確認之數位影像檔。

7. 實驗室應訂定審查尿沉渣鏡檢結果（例
如：紅血球、白血球、圓柱體、細菌
等）和尿液化學結果（例如：血液、白
血球酯酶、蛋白質、亞硝酸鹽陽性等）
相關性的程序。

㈧自動尿沉渣分析儀

1. 自動尿沉渣分析儀的檢測原理主要分為
流式細胞分析技術和直接影像判讀分
析，實驗室於啟用新尿沉渣分析儀前，
必須先了解儀器的性能、限制和干擾，
並進行方法驗證，比對新儀器與手工方
法或原使用儀器的檢驗結果。

2. 儀器之方法驗證的評估項目建議如下：
　⑴精密度（precision）和準確度
　　（accuracy）

　⑵線性（linearity）
　⑶留存效應測試（carryover test）
　⑷手工法與儀器一致性比對
　　（comparison）
　⑸參考值驗證（reference verification）

3. 實驗室應建立或驗證自動尿沉渣分析儀
之可報告範圍（reportable range），並
在發報告前，確認超出此上下限的檢驗
結果。
　⑴檢驗結果超出可報告範圍，則以「低
　　於下限值」或「高於上限值」方式發
　　送。
　⑵針對數目過高之檢體，可經稀釋使其
　　結果落於可報告範圍內，再乘回稀釋
　　倍率發送報告。

4. 由於自動尿沉渣分析儀的檢測限制，
實驗室應訂定執行人工複檢的準則
（review criteria）。
　⑴尿沉渣結果（例如：紅血球、白血
　　球、細菌等）和尿液化學結果（例
　　如：血液、白血球酯酶、亞硝酸鹽陽
　　性等）不相符合。
　⑵出現特定沉渣成分，例如：異形紅血
　　球、異常細胞、圓柱體、結晶體等。

5. 過度混濁的尿液，常導致尿沉渣分析儀
阻塞或干擾判讀和計數，應改採人工鏡
檢。

6. 針對尿沉渣分析儀容易混淆和臨床重要
的成形物（例如：圓柱體），應再以人
工鏡檢確認。

7. 每日應執行兩個濃度的品管檢體。

三、腦脊髓液和其他穿刺液（心包囊水、腹水、胸水、滑膜液）檢查

(一)細胞計數

1. 因細胞於體液容易發生溶解或退化，故實驗室收到體液檢體應盡快進行細胞計數，例如腦脊髓液應於 1 小時內完成，以避免低估。

2. 體液之細胞計數可採手工或自動儀器計數，當體液之細胞較少（例如腦脊髓液）應採用細胞計數盤之手工方式進行。另外，若以自動儀器計數細胞，則必須註明報告為有核細胞之數目，而非白血球數目。

3. 以手工方式計數細胞
   (1)當稀釋體液檢體時，應使用定期校正且合格之微量吸管（pipetman）。
   (2)所使用之稀釋液應每天於顯微鏡下檢測其背景顆粒數，並記錄結果，必要時即予以更換。
   (3)若稀釋液為實驗室自配，須以無菌方式製備，同時冷藏以避免微生物汙染。
   (4)於實驗室訂定之時間內（例如：每天或每八小時），應至少使用一種細胞計數之品管檢體進行品質控制，此檢體可以是市售品管物質或已檢測之病患檢體。若使用血球計數盤執行品管檢體，則應重複計數兩次。
   (5)血球計數盤應保持乾淨，且其格線應清晰且無刮痕。
   (6)無論使用玻璃或拋棄式血球計數盤執

行此項檢驗，每支體液檢體皆應混合均勻後取檢，並重複計數兩次。同時實驗室應訂定兩次結果之一致性的可接受程度，當發生結果不一致時，應記錄矯正措施。

(7)當檢體發生凝固，或於細胞計數盤計數時發現細胞團或細胞碎片時，其報告應註明此現象以及其結果可能之不準確性。

(8)除了以未染色方式觀察細胞外，應有確認紅血球的方法，將之與其他細胞種類區別。例如：
   a. 當檢體之紅血球與白血球數目差異過大時，則先計數紅血球，再以稀醋酸溶液稀釋檢體，即可溶解紅血球，接續計數白血球，再乘以稀釋倍數即可獲得白血球數目。
   b. 以甲烯藍（methylene bule）等染液增加辨認非紅血球的正確性。
   c. 利用細胞離心機（cytospin）製作抹片或相位差顯微鏡進行細胞數目和比例之相關性比對。

4. 以自動儀器計數細胞
   (1)每日執行稀釋液和溶解液之背景顆粒數檢測，並記錄結果。
   (2)應訂定全自動或半自動細胞計數儀於計數體液細胞（紅血球、有核細胞）的上下檢測極限值，當超出此範圍時，則結果將不可信。特別是體液常發生細胞數極低的情形，因此，實驗室應依據各儀器的背景值和敏感度設定其檢測的下限值。
   (3)實驗室應有偵測影響細胞計數之細胞

團或細胞碎片的方法，包括利用肉眼評估體液是否發生凝固，當有明顯之細胞團或凝塊時，即不可以自動儀器計數細胞。當儀器產生標記（flag）和顯微鏡下發現細胞碎片亦應進行手工方式計數細胞。在上述情況下，其報告應有檢體問題的描述並註明其結果可能之不準確性。

(4)每日應使用兩種細胞計數之品管檢體進行品質控制，並記錄結果。同時採用廠商依不同儀器所建議之品管檢體。

(二)有核細胞分類

1. 應採用符合臨床需求使用的分類方法

(1)腦脊髓液之細胞分類應使用細胞離心機製作抹片，並經染色後進行所有有核細胞之分類。

(2)以超活性染色（supravital stain）後利用血球計數盤進行分類，僅適合用以區分多形核細胞和單核細胞之臨床目的，例如：細菌性腦膜炎之診斷。

(3)染色抹片法可觀察詳細的細胞形態，因此可以進行體液所有有核細胞的分類，特別是惡性細胞的檢測。

(4)利用細胞離心機製作抹片可以集中所有細胞，特別適用於細胞濃度低之檢體，同時也可保持良好的細胞形態，有助於惡性細胞的觀察。應以細胞數目決定是否使用細胞離心機製作抹片，其離心條件為：800 rpm、5分鐘，若細胞破損可調降離心轉數。

(5)用於血液和骨髓抹片分類的

Romanowsky 系列染色法（例如：Wright's stain、Liu's stain）可以良好地分辨血液細胞，因此也適用於體液，特別是白血病和淋巴瘤的檢測。

2. 良好品質的體液抹片應符合：細胞分布均勻、細胞數適當不相互重疊和適當的染色。

3. 實驗室應建立一套體液細胞形態學觀察能力一致性的評估方法和標準，同時每年應至少進行一次能力評估，以確保所有醫檢師對於體液細胞分類的一致性。建議執行的方法如下：

(1)輪流觀察已確認細胞分類之體液抹片

(2)使用多頭顯微鏡共同觀察

(3)利用已確認細胞之體液顯微照片（例如 CAP 能力試驗之照片）

(4)利用已確認細胞之數位影像檔

4. 針對懷疑有惡性細胞的體液抹片應進行複檢，須經由病理醫師檢閱後方可發出報告，並應保留體液抹片複檢紀錄。

5. 當體液檢體由兩個以上實驗室進行檢驗（例如：一般鏡檢實驗室和細胞檢驗室），應建立一套機制比對其結果和判讀，特別是針對有惡性積水之診斷。同時應保留複閱和更改報告之紀錄。

6. 收集和建立特殊體液抹片檔或體液細胞圖譜，以供醫檢師鑑別細胞之訓練和參考。

7. 所有體液抹片應保留至少一星期，以供進一步複閱與參考。重要的異常抹片（例如：含有微生物、懷疑或明顯的惡性細胞等）可依據實驗室空間規劃長時間保存。

㈢各檢驗項目之結果的評估

1. 實驗室應進行各項目正常參考值的評估
2. 實驗室應建立一套方法，針對同一體液檢體之各項檢驗結果間相關性的評估，例如：
   ⑴血球數目和血球分類之相關性
   ⑵比重和和蛋白質之相關性

四、糞便寄生蟲檢查

㈠檢查方法

1. 適當收集和保存檢體。
2. 適當配製和保存試劑。
3. 檢驗步驟除直接濕抹片觀察外，應包括永久染色法和濃縮法。
   ⑴新鮮檢體的直接濕抹片可觀察原蟲滋養體的運動性。
   ⑵永久染色抹片可鑑定蟲卵和原蟲。
   ⑶濃縮法增加蟲卵、幼蟲和原蟲囊體的檢出率。

㈡報告方法

1. 應仔細觀察整張抹片才可發報告。
2. 當發現陽性檢體，應詳細核對寄生蟲圖譜，並與其他醫檢師共同確認後，才可發出陽性報告。
3. 若有不確定的蟲卵抹片，應請主管協助處理。

五、精液檢查

㈠檢體採集、處理和報告

1. 針對無精症和輸精管切除病患之檢體，應建立檢體濃縮操作步驟，以利精蟲之檢測。
2. 應提供病患清楚易懂之精液採檢說明，其內容包含：
   ⑴採檢前禁慾 2-7 天
   ⑵避免使用潤滑液或其他溶液
   ⑶應收集所有精液
   ⑷使用提供之容器收集檢體
   ⑸盡可能維持精液溫度（例如置於外套的內側口袋）
   ⑹盡速送檢
3. 精液檢體應有下列採檢資訊和紀錄：
   ⑴採檢方法
   ⑵容器種類
   ⑶禁慾時間
   ⑷收集或運送的問題（例如：收集不完全、檢體溫度變化過大等）
   ⑸精液液化過程異常
   ⑹採檢時間和檢驗時間
4. 應有足夠的時間待精液完全液化後再進行檢驗，並訂定判斷完全液化的標準。
5. 進行檢驗前，應將精液充分混合均勻。
6. 報告應完整記錄精液肉眼觀察和顯微鏡檢查的特徵，例如：粘稠度、紅血球、汙染物等。

㈡精蟲運動性檢查

1. 應建立一套精蟲運動性報告的確效方法，例如拍錄各種精蟲運動性百分比的影片，至少每半年確效一次。
2. 標準操作手冊應載明精蟲的運動性須於採檢後一小時內評估，並訂定其檢查和報告方式，於顯微鏡下須觀察足夠的視

野和精蟲數目。

3. 應訂定判斷「積極向前運動」的標準，並記錄其百分比。

4. 精蟲運動性受溫度影響，因此實驗室應訂定操作檢體可收接受的溫度範圍，並於報告記錄溫度異常情形。

㈢精蟲形態檢查

1. 應於報告註明精蟲形態分類方法，因為不同的系統會有不同的正常參考值。

2. 實驗室應建立一套精蟲形態學觀察能力一致性的評估方法和標準，同時每年應至少進行一次能力評估，以確保所有醫檢師對於精蟲形態分類的一致性。建議執行的方法如下：

   ⑴輪流觀察已確認形態檢查報告之精液抹片

   ⑵使用多頭顯微鏡共同觀察

   ⑶利用已發表之參考資料

   ⑷利用已確認精蟲形態之數位影像檔

3. 應有精蟲形態學專家可提供諮詢

4. 收集和建立特殊精液抹片檔或精蟲細胞圖譜，以供醫檢師之訓練和參考。

5. 應使用染色抹片檢查精液細胞的形態

6. 可利用下列染色法鑑定精液之白血球：

   ⑴Wright's stain

   ⑵Papanicolaou（Pap）stain

   ⑶Leukocyte alkaline phosphatase

   ⑷Myeloperoxidase

7. 所有染色法於每日使用前皆須確認無汙染和其染色效果

8. 良好品質的精液抹片應符合：細胞分布均勻、可分辨各類細胞。

9. 精液抹片應標記兩種辨識檢體的方法

㈣精液生化檢查

1. 果糖檢測應同時進行陽性和陰性對照組，並記錄結果。

㈤精蟲抗體檢查

1. 檢測精蟲抗體之血清檢體應預先加熱以去補體活性。

2. 精蟲抗體檢測應同時進行陽性和陰性對照組，並記錄結果。

㈥自動精液分析儀

1. 應依廠商建議方法進行儀器校正和品管程序，其可使用之材料如下：

   ⑴已分析完成之精液檢體（包含不同精蟲濃度和活動性）

   ⑵經固定之精蟲細胞（包含正常和偏高之精蟲濃度）

   ⑶精蟲細胞之替代品（例如：乳膠顆粒）

2. 實驗室應建立一套儀器確效方法和標準，每年進行與人工檢查結果一致性的評估。

參考文獻

1. Strasinger, Susan King; Di Lorenzo, Marjorie Schaub. Urinalysis and Body Fluids, 5th ed., 2008.

2. CAP Accreditation Program-All Common Checklist, 2020.

3. CAP Accreditation Program-Urinalysis

Checklist, 2020.

4. CAP Accreditation Program-Hematology and Coagulaiton Checklist, 2020.

5. CAP Accreditation Program-Microbiology Checklist, 2020.

6. CLSI Approved Guideline GP31-A, 2009. Laboratory Instrument Implementation, Verification, and Maintenance.

7. CLSI Approved Guideline GP27-A2, 2007. Using Proficiency Testing to Improve the Clinical Laboratory.

8. CLSI Approved Guideline EP28-A3C, 2010. Defining, Establishing, and Verifying Reference Intervals in the Clinical Laboratory.

9. CLSI Approved Guideline GP16-A3, 2009. Urinalysis.

10. 台灣醫事檢驗學會，TSLM-GP-U01(1)，2015。尿沉渣鏡檢作業指引。

11. 台灣醫事檢驗學會，TSLM-PG-CM-02 (1)，2021。體液鏡檢指引。

12. 檢驗醫學概論第一版，2018。台大醫院檢驗醫學部，合記。

學習評估

1. 下列項目各歸屬於(A)檢驗前、(B)檢驗中或(C)檢驗後之因素。

_____ 品管液的有效期限

_____ 制訂檢體允收標準

_____ 將標示不清之檢體退件

_____ 製作品管紀錄表

_____ 顯微鏡定期保養

_____ 更改檢驗報告之文件化程序

_____ 採集檢體之說明書

_____ 製作冰箱溫度紀錄表

2. 關於尿液分析標準作業程序之文件管制的敘述，下列何者正確？
   (A) 每月由組長審閱
   (B) 只有實驗室主管方可修訂和簽名。
   (C) 只有在修訂時由授權者審閱
   (D) 更換單位主管時，新主管須在合理的時間內審閱所有文件

3. 當尿液化學檢查之品管檢體超出允收範圍時，下列何種作法錯誤？
   (A) 檢查尿試紙有效期限
   (B) 執行新的品管檢體
   (C) 更換新的尿試紙
   (D) 先執行外部品管測試件

4. 執行品管程序時，應記錄下列何者？
   (A) 品管檢體的批號
   (B) 品管檢體的有效期限
   (C) 檢驗結果
   (D) 以上皆是

5. 關於尿液化學試紙的保存方式，下列何者正確？
   (A) 保存於不透光的瓶罐
   (B) 如有潮濕可放入烘箱烘乾
   (C) 可將瓶蓋打開方便取用
   (D) 開封後於 4°C 存放

6. 下列何者不包括於尿沉渣檢查之標準化？
   (A) 顯微鏡廠牌
   (B) 尿液體積
   (C) 離心時間
   (D) 尿沉渣濃縮倍數

7. 尿液檢查時，可利用病患下列那些化學
與尿沉渣檢查結果間的相關性，進行實
驗室檢驗品質的監控？

(A)Blood vs. RBC

(B)Specific gravity vs. Cast

(C)Nitrite vs. Bacteria

(D)pH vs. Cast

(E)Bilirubin vs. RBC

(F)Glucose vs. Bacteria

(G)Leukocyte esterase vs. Bacteria

(H)Ketone body vs. Fat

(I)pH vs. Crystal

8. 下列何者屬於檢驗室外部品質管制措
施？

(A)主管進行隱藏檢體測試

(B)向廠商購買品管檢體

(C)同一檢體進行多次檢驗

(D)對台灣醫學會寄發的品管檢體進行
檢測

(E)比較病人各項檢驗結果的相關性

(F)參加美國 CAP 能力試驗

(G)請廠商做儀器校正

(H)對國健署寄發的品管檢體進行檢測

9. 下列何者屬於檢驗室內部品質管制措
施？

(A)對國健署寄發的品管檢體進行檢測

(B)向廠商購買品管檢體

(C)參加廠商提供其使用者之檢驗室間的
檢體測試

(D)檢驗室自行配製已知濃度的品管檢體

(E)參加 TAF 的實驗室認證

(F)參加美國 CAP 能力試驗

(G)比較病患各項檢驗結果的相關性

(H)請廠商定期做儀器校正

(I)進行檢驗室之同機型儀器的平行比對

(J)進行不同批號之試劑的平行比對

10.請寫出 Deming cycle 的四個步驟。

_____

_____

_____

_____

解答

1. B, A, A, B, B, C, A, B
2. D
3. D
4. D
5. A
6. A
7. A, C, G, I
8. D, F, H
9. B, D, E, G, H, I, J
10. Plan, Do, Check, Act

第六章　細菌及眞菌檢驗的品質管理（Quality Management in Clinical Microbiology）

李詩益、吳俊忠

內容大綱

前言

微生物檢驗的品質管理要求

其他相關品質管理之要求

結語

學習目標

1. 了解品質管理在微生物檢驗的重要性
2. 了解檢體採集與運送的品質管理
3. 了解試劑與培養基的品質管理
4. 了解商用鑑定儀器套組的品質管理
5. 了解藥物敏感性試驗（含紙錠擴散法與商用儀器稀釋法）的品質管理

一、前言

在檢驗工作中，我們常說：「病患是醫師的客戶，醫師是醫檢師的客戶。」為了提供好的檢驗品質與臨床醫療照護，品質管理在各種檢驗領域中的重要性是無庸置疑的，檢驗執行的前、中、後都需要嚴格的品質管理，以確保整個檢驗結果的正確性。由於人體各部位原本就有許多正常的微生物菌叢，所以相較於其他針對人體本身相關的檢驗項目，造成感染症的病原微生物檢驗（細菌或真菌）就更具生物多樣性與複雜度。

一般而言，臨床微生物實驗室主要提供的檢驗項目及其目的包括：染色（初步且快速地確認致病原的基本形態）、培養與鑑定（確認致病原的有無與鑑別致病原的種類）、以及藥物敏感性試驗（可做為臨床使用抗生素治療的依據）；在微生物的檢驗程序與結果的報告，雖然已導入許多自動化檢驗的儀器設備與電腦專家系統軟體的協助，其中仍存有許多手工作業與人工判讀的部分。因此，微生物的品質管理在人員訓練、檢體品質、檢驗流程、檢驗試劑（染色試劑、培養基、手工和自動化儀器鑑定試劑、及抗生素紙錠或自動化藥物敏感性試驗組套）以及自動化儀器設備各方面的品管要求，自有其不同於其他檢驗領域的特殊性，在此章節我們將做進一步說明與解析。

二、微生物檢驗的品質管理要求

(一)人員（Personnel）

1. 新進人員：依照各實驗室規定，安排新進人員的訓練項目與時程，並完成訓練項目考核與紀錄，通過考核後，始得進行臨床檢體的操作與檢驗。

2. 在職人員：除須每年一次進行人員工作能力評估外，於轉換工作站（細菌、真菌或結核菌）前後，亦需再進行訓練與評估。

3. 判讀一致性：每年至少須進行一次工作人員間對於形態學觀察一致性的評估，如：細菌染色結果、真菌菌絲形態；可利用臨床檢體實際染色的抹片或圖片、照片等方式進行。

(二)檢體採集與運送（Specimen collection and transportation）

1. 實驗室須提供臨床送檢單位採檢相關資訊，包括：不同部位檢體之採集方法、採檢容器、保存與運送方式等。可經由實驗室網頁、衛教單張來提供資訊，必要時亦可以電話諮詢。

2. 原採檢的檢體標示應至少包含姓名與病歷號以供核對與辨識；無論有無紙本檢驗申請單，實驗室資訊系統或檢體簽收後列印之條碼都必須有採檢時間、檢體種類、檢驗項目、性別與年齡等資訊，以供後續正確檢驗判讀之所需。

3. 實驗室須針對檢驗項目與檢體類別建立允收標準，如：姓名不符、檢體標示不符、不適當的容器、檢體量不足、不

適當的檢體、不當的保存（溫度和時間）或檢體外漏汙染等。實驗室應依訂立的退檢流程完成退件或檢驗報告的註記（發生於無法重新取得之重要檢體時）。

4. 臨床醫師若懷疑特殊微生物感染時，例如淋病雙球菌，實驗室可提供 Modified Thayer-Martin（MTM）或巧克力培養基，讓臨床端於採檢後立即接種，盡快送實驗室培養，以提高檢出率。

5. 關於 CSF 檢體，實驗室須強調該類檢體不可冰存，檢體採集後，應立即送檢，並於收到檢體後，立即處理。

6. 根據 IDSA（Infectious Diseases Society of America）和 ASM（American Society for Microbiology）規範，除 CSF 檢體要立即送檢外，其他檢體若無法適當保存，須於採檢後 2 小時內送達實驗室。

(三)檢驗流程（Procedure manual）

1. 實驗室須訂定檢驗前、檢驗中、檢驗後所有相關流程，包括檢驗品管政策；以紙本或電子檔的方式，放置於檢驗工作現場，方便取得。

2. 每一項檢驗流程於制定後，相關的工作人員均須完成閱讀與簽章，之後，每年都需要定期檢討與完成閱讀紀錄。

3. 檢驗流程若有修改時，須註明修改日期與修改內容，若有改版，須記錄新版本的生效日期，相關的工作人員均須完成閱讀與簽章。

4. 已作廢的版本須保留至少 2 年（TAF 為 6 年／CLSI 規定 2 年）。

(四)檢驗試劑的品管（Quality control of reagents）

實驗室因規模和檢驗項目的不同，在使用檢驗試劑與培養基方面也會稍有差異，本章節文後，將微生物實驗室常用之品項列表（表 6-1），實驗室可自行參考。原則上，實驗室應依照規範（如 CLSI M22-A3），訂立實驗室內所有試劑的品管規定，試劑均須依照廠商建議的條件保存，自行配製的試劑，應標示試劑名稱、配製日期，保存方式與效期。

品管表單內應包括：試劑名稱、品管執行頻率、品管菌株與預期結果；執行品管前後，應記錄操作的日期與執行人員，品管通過後始得於檢驗中使用該試劑，若品管異常時，須有相關的調查與分析檢討。

1. 染色試劑：以實驗室常用的試劑為例
   (1)革蘭氏染色：使用已知的革蘭氏陽性和革蘭氏陰性品管菌株，在每一新批號試劑啟用時及開封後的每一週至少執行一次品管。
   (2)印地安墨染色：在每次執行檢驗的同時，需執行陽性和陰性品管。
   (3)分枝桿菌抗酸性與螢光染色：兩者均需每日執行陽性和陰性品管。

2. 抗血清試劑：於使用前及開封之後的每六個月需執行陽性和陰性品管。

3. 生化試驗試劑：依規範及廠商仿單說明執行陽性和陰性品管。

4. 培養基：實驗室自行配製的培養基均需依 CLSI M22-A3 指引之規範執行品管，購自廠商的商業化培養基依指引規

表 6-1　微生物實驗室（細菌）常用試劑／培養基之品管項目與品管菌種

品項	品管菌株	預期結果	執行頻率
Catalase (3% H$_2$O$_2$)或 (15% H$_2$O$_2$)	*Staphylococcus aureus* (ATCC 25923) *Streptococcus agalactiae* (ATCC 13813)	陽性（產生氣泡） 陰性（無氣泡產生）	每週及新批號
Coagulase	*S. aureus* (ATCC 25923) *S. epidermidis* (ATCC 12228)	陽性（產生凝固） 陰性（無凝固產生）	每批次
Indole (Kovacs reagent)	*Escherichia coli* (ATCC 25922) *Pseudomonas aeruginosa* (ATCC 27853)	陽性（紅色） 陰性（無變化）	每週及新批號
Indole (spot)	*E. coli* (ATCC 25922) *P. aeruginosa* (ATCC 27853)	陽性（藍色） 陰性（無變化）	每週及新批號
Gram stain	*S. aureus* (ATCC 25923) *E. coli* (ATCC 25922)	陽性（藍紫色） 陰性（紅色）	每週及新批號
Optochin (6 mm)	*Streptococcus pneumoniae* (ATCC 49619) *Enterococcus faecalis* (ATCC 29212)	抑制圈 $\geqq$ 14 mm 無抑制圈	每週及新批號
Oxidase	*P. aeruginosa* (ATCC 27853) *E. coli* (ATCC 25922)	陽性（藍色） 陰性（無變化）	每週及新批號
Staph Latex	*S. aureus* (ATCC 25923) *S. epidermidis* (ATCC 12228)	陽性（凝集） 陰性（無凝集）	每週及新批號
Voges-proskauer (VP1/VP2)	*Enterobacter cloacae* (ATCC 13047) *E. coli* (ATCC 25922)	陽性（紅色） 陰性（無變化）	每週及新批號
Colistin (10 μg)	*Bacteroides vulgatus* (ATCC 8482) *Fusobacterium nucleatum* (ATCC 25586)	抑制圈 < 10 mm 抑制圈 $\geqq$ 10 mm	每週及新批號
Kanamycin (1000 μg)	*B. vulgatus* (ATCC 8482) *F. nucleatum* (ATCC 25586)	抑制圈 < 10 mm 抑制圈 $\geqq$ 10 mm	每週及新批號
SPS	*Peptostreptococcus anaerobius* (ATCC 27337)	抑制圈 $\geqq$ 12 mm	每週及新批號
Vancomycin (5 μg)	*B. fragilis* (ATCC 25285) *Clostridium perfringens* (ATCC 27060)	抑制圈 < 10 mm 抑制圈 $\geqq$ 10 mm	每週及新批號

（續下頁）

品項	品管菌株	預期結果	執行頻率
Chocolate 培養基	*Haemophilus influenzae* type b (ATCC 10211)	生長良好	每週及新批號
CAMPY 培養基	*Campylobacter jejuni* (ATCC 33291)	陽性（生長良好／典型菌落）	新批號
	E. coli (ATCC 25922)	陰性（抑制生長）	
Campy-Pak	*C. jejuni* (ATCC 33291)	生長良好／典型菌落	每日
Arginine 培養基	*E. cloacae* (ATCC 13047)	陽性（紫色）	新批號
	Klebsiella pneumoniae (ATCC 13883)	陰性（黃色）	
Lysine 培養基	*K. pneumoniae* (ATCC 13883)	陽性（紫色）	新批號
	E. cloacae (ATCC 13047)	陰性（黃色）	
Ornithine 培養基	*E. aerogenes* (ATCC 13048)	陽性（紫色）	新批號
	K. pneumoniae (ATCC 13883)	陰性（黃色）	
Bile esculin 培養基	*E. faecalis* (ATCC 29212)	陽性（黑色）	新批號
	S. agalactiae (ATCC 13813)	陰性（無變化）	
SIM 培養基	*Proteus vulgaris* (ATCC 33420)	陽性（紅色／混濁／H_2S）	新批號
	K. pneumoniae (ATCC 13883)	陰性（無變化／澄清）	
Voges-proskauer (VP 培養基)	*E. cloacae* (ATCC 13047)	陽性（紅色）	新批號
	E. coli (ATCC 25922)	陰性（無變化）	
Carrot broth (for GSB)	*S. agalactia* (ATCC 13813)	陽性（橘色）	每月及新批號
	S. aureus (ATCC 25923)	陰性（無變化）	

註 1：免除品管（Exempt）培養基種類，請參考 CLSI M22 A3 指引（表 1b）

註 2：實驗室所使用之培養基種類繁多，各有所差異，未於上表表列之培養基及試劑亦均須遵從 CLSI M22 A3 指引執行品管。

範，分成免除品管（Exempt）培養基（即實驗室無須再執行品管），及非免除品管（Non-Exempt）培養基（即實驗室須依指引之規範執行品管）。

⑴免除品管（Exempt）培養基

　　a. 實驗室應向供應商取得培養基之出廠品質控制證明（Quality control certificate）。

　　b. 確認供應商依照 CLSI M22-A3 之規範操作品管並且合格通過。

　　c. 實驗室須檢查每一批出貨的培養基外觀是否正常，包括是否有破損、溶血、表面不均勻、顏色異常、過多氣泡、汙染、有結冰或過熱的現

象。

d. 實驗室須記錄每批培養基的批號、到貨日期及是否允收（符合上述 a. b. c.之條件）等。

e. 若供應商之培養基出現異常狀況，實驗室應通知廠商並做成異常矯正紀錄。

f. 在異常矯正紀錄中，記錄廠商對於培養基異常的回應與矯正結果。

⑵自行配製與非免除品管（Non-Exempt）培養基

a. 自行配製的培養基，需記錄製備日期、培養基名稱、批號、有效期限與配製人員。

b. 檢視培養基的顏色、硬度、厚度、均勻度、是否有溶血現象、產生過多氣泡或汙染的情形。

c. 每個批號可選擇 5%數量的培養基或抽驗 10 片，培養於 35℃溫箱 48 小時，再放置於室溫 48 小時的方式，確認無菌。

d. 根據 CLSI M22-A3 中建議的參考標準菌株及品管流程，依規範執行品管作業。

e. 若培養基出現品管異常狀況，實驗室應做異常矯正分析與記錄。

f. 通過無菌性與品管測試後的培養基，始得用於臨床檢驗。

5. 抗生素紙錠

⑴新品項的執行方式（圖 6-1 抗生素品

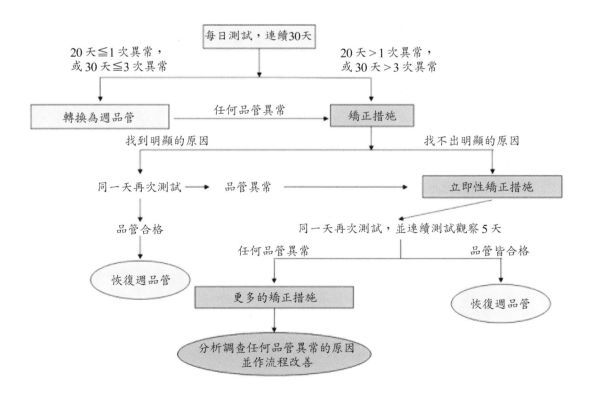

圖6-1　抗生素品管流程圖

管流程圖）

a. 依據 CLSI M02 的規範，須連續執行 20 天或 30 天品管，允收標準為 20 天小於 1 次（含）的異常，或 30 天小於 3 次（含）的異常；或每天執行 3 次連續 5 天共 15 次，允收標準為 15 次中，小於 1 次的異常。

b. 通過連續品管的紙錠，得以轉為每週品管一次的常態性品管（表6-2）

c. 若連續品管測試結果未能落於允收範圍，則需採取適當的矯正措施，並持續執行連續品管。

(2)常態性品管頻率為每週一次及新批號啟用時。

(3)依實驗室抗生素報告的種類，並依據 CLSI M100 規範之標準訂定品管菌株及抗生素紙錠之品管合格範圍（2021

CLSI M100, Table 4A-1, Table 4A-2, Table 4B）。若 CLSI 有更新或修改時，實驗室可每年（定期）依最新的標準修訂。紙錠擴散法藥物敏感性試驗常用的品管菌株如表 6-3。

(4)品管流程含操作步驟、標準菌株、培養基種類、培養條件與培養判讀時間均依照 CLSI 規範執行。

(5)若品管結果超出允收範圍

a. 判斷若屬隨機性誤差（random error），重新執行一次。

b. 品管異常經判定為系統性誤差（system error），須導入異常事件處理，分析事件異常原因並檢討改善。

(6)品管合格的抗生素始得用於臨床菌株之藥物敏感性試驗；若有異常品項，在品管異常調查至合格期間，應暫停該抗生素之報告。

表 6-2　15 重複（3-x5-Day）方案之藥物敏感性試驗品管允收標準與建議的異常處置*

初始品管異常次數（基於 15 重複品管中）	結論（基於初始 15 重複品管）	後續品管異常次數（基於所有 30 重複品管中）	結論（基於後續所有 30 重複品管）
0-1	品管通過。可轉換為週品管。	不適用（N/A）	不適用（N/A）
2-3	再進行另一次 15 重複（3-x5-Day）品管	2-3	品管通過。可轉換為週品管。
≧4	品管失敗。分析調查失敗原因並採與矯正措施。需進行每（測試）天的品管。	≧4	品管失敗。分析調查失敗原因並採與矯正措施。需進行每（測試）天的品管。

*每一株品管菌株和個別抗生素的組合須分開評估

（本表參考自 2018 CLSI M02 表六）

表 6-3　紙錠擴散法藥物敏感性試驗常用的品管菌株

品管抗生素分類	β- 內醯胺類基因分型	非挑剔性菌種	挑剔性菌種（品管抗生素不分類）
不含 β- 內醯胺類複合物抗生素（Excluding β-Lactam combination agents）	N/A	*E. coli* (ATCC 25922)	*Haemophilus influenzae* (ATCC 47247)
		S. aureus (ATCC 25923)	
		P. aeruginosa (ATCC 27853)	
含 β- 內醯胺類複合物抗生素（β-Lactam combination agents included）	None	*E. coli* (ATCC 25922)	*H. influenzae* (ATCC 49766)
	None/ *mecA*(-)	*S. aureus* (ATCC 25923)	
	Inducible AmpC	*P. aeruginosa* (ATCC 27853)	
	TEM-1	*E. coli* (ATCC 35218)	*Neisseria gonorrhoeae* (ATCC 49266)
	SHV-18 OXA-2 TEM-1	*K. pneumoniae* (ATCC 700603)	
	CTX-M-15	*E. coli* (NCTC 13353)	
	KPC-2 SHV	*K. pneumoniae* (ATCC BAA-1705)	
	KPC-3 SHV-11 TEM-1	*K. pneumoniae* (ATCC BAA-2814)	*S. pneumoniae* (ATCC 49619)
	OXA-27	*Acinetobacter baumannii* (NCTC 13304)	

(7)執行藥物敏感性試驗時，倘若因人員、儀器、品管異常或系統性失誤等，導致判讀結果或報告與分離菌種實際之藥物敏感性結果有差異時，會造成臨床醫師使用抗生素上的困難而延誤病患治療；結果的差異可分為下列 a, b, c 三種：

a. Very major error（VME）：試驗判讀的結果為「susceptible」，而分離菌株實際的或用於臨床治療上的結果為「Resistant」，這樣的試驗結果為「false-susceptible」，會讓臨床醫師用錯抗生素，延誤病患的治療，是一種非常嚴重的錯誤。

b. Major error（ME）：試驗判讀的結果為「resistant」，而分離菌株實際的結果是「susceptible」，這樣的試驗結果為「false-resistant」，會使得臨床醫師使用抗生素的選擇減少，可能使病患的治療受到影響以及不必要抗生素的使用，也是一種嚴重的錯誤。

c. Minor error（MiE）：試驗判讀的結果為「susceptible 或 resistant」，而分離菌株實際的結果是「intermediate」，或者試驗判讀的結果為「intermediate」，而分離菌株實際的結果是「susceptible 或 resistant」時，屬於較輕微的錯誤。

d. 上述的分類可以利用於某種新的藥物敏感性試驗的方法與參考方法（reference method）的研究分析。

㈤商用鑑定與藥物敏感性試驗系統之品管（Quality control of commercial identification and susceptibility testing system）

1. 商用鑑定套組

(1)以生化試驗反應為基礎的（儀器）套組

a. 依廠商的建議執行品管流程。

b. 執行時機為每次到貨、新批號啟用及廠商建議的頻率。

c. 精準版 Streamline QC 中包含較少但較難通過生化反應的品管菌株，而完整版 Comprehensive QC 則包含所有生化反應的品管菌株，實驗室可執行精準版 Streamline QC 代替完整版 Comprehensive QC，可達到品管的目的及節省人力與試劑成本。

(2)以蛋白質質譜為基礎的（儀器）套組

a. 依廠商的建議執行品管流程。

b. 須符合 CLSI M58 的品管規範；可參考台灣醫事檢驗學會制定的「MALDI-TOF MS 微生物實驗室使用指引」之相關內容。

c. 校正：每個實驗批次須使用建議之標準菌株執行校正，若校正失敗，則不可核發報告。

d. 品管：應以建議之標準菌株，依照標準步驟製備樣品，執行每日品管，鑑定菌名須完全符合。

e. 空白對照：以加入基質但不加入任何菌株的方式製備樣品，結果圖譜應無任何蛋白質峰尖（peaks）。

2. 商用藥物敏感性試驗（稀釋法）套組
   ⑴新品項的執行方式（圖 6-1 抗生素品管流程圖）
     a. 依據 CLSI M07 的規範，須連續執行 20 天或 30 天品管，允收標準為 20 天小於 1 次（含）的異常，或 30 天小於 3 次（含）的異常；或每天執行 3 次連續 5 天共 15 次，允收標準為 15 次中，小於 1 次（含）的異常（表 6-2）。
     b. 通過連續品管的紙錠，得以轉為每週品管一次的常態性品管。
     c. 若連續品管測試結果未能落於允收範圍，則需採取適當的矯正措施，並持續執行連續品管。
   ⑵常態性品管頻率為每週一次及新批號啟用時。
   ⑶視實驗室抗生素報告的種類，並依據 CLSI M100 規範之標準選定品管菌株（2021 CLSI M100, Table 5A-1, Table 5A-2, Table 5B），儀器內建之 CLSI 合格品管範圍可自動判讀，若 CLSI 有更新或修改時，實驗室應請廠商定期更新儀器軟體，以符合更新之標準。稀釋法藥物敏感性試驗常用的品管菌株如表 6-4。
   ⑷品管操作流程依廠商宣告之操作步驟執行。
   ⑸若品管結果落於異常範圍
     a. 判斷屬隨機性誤差，則重新執行一次。
     b. 品管異常經判定為系統性誤差，須導入異常事件處理，分析事件異常原因並檢討改善。
   ⑹品管合格的抗生素始得用於臨床菌株之藥物敏感性試驗；若有異常品項，品管異常調查至合格期間，應暫停該抗生素之報告。

㈥品管菌株的保存與使用（Storage and usage of quality control strains）

可參考 2018 CLSI M02 圖 C1，摘要如下。

1. 品管菌株可採用 ATCC 之標準參考菌株或經過測試、生化特性穩定的能力試驗菌株。

2. Stock culture
   ⑴品管菌株需列冊管理
   ⑵依菌株生長特性選擇適當培養基與溫度進行培養
   ⑶以無菌棉棒沾取培養基上的菌落，於菌種保存管內混合均勻使成懸浮狀態（通常使用含 15~30%甘油之 TSB 或含陶珠之保存管）。

3. Primary culture
   ⑴自-70°C冷凍櫃取出 Stock culture 菌種保存管，用無菌接種環戳取（或取出一顆陶珠）的方式，接種於適當培養基上進行培養。
   ⑵以無菌棉棒沾取培養基上的菌落，於菌種保存管內混合均勻使成懸浮狀態，建議可每年做一次，每株菌一次保存 12 管，後續每月取出 1 管進行 Working culture 次培養，可避免 Stock culture 重複解凍的情形。

表 6-4 稀釋法藥物敏感性試驗常用的品管菌株

品管抗生素分類	β- 內醯胺類基因分型	非挑剔性菌種	挑剔性菌種（品管抗生素不分類）
不含 β- 內醯胺類複合物抗生素（Excluding β-Lactam combination agents）	N/A	*E. coli* (ATCC 25922)	*Haemophilus influenzae* (ATCC 47247)
		S. aureus (ATCC 29213)	
		P. aeruginosa (ATCC 27853)	
		E. faecalis (ATCC 29212)	
含 β- 內醯胺類複合物抗生素（β-Lactam combination agents included）	None	*E. coli* (ATCC 25922)	
	Weak/ *mecA*(-)	*S. aureus* (ATCC 25923)	
	Inducible AmpC	*P. aeruginosa* (ATCC 27853)	*H. influenzae* (ATCC 49766)
	N/A	*E. faecalis* (ATCC 29212)	
	TEM-1	*E. coli* (ATCC 35218)	
	SHV-18 OXA-2	*K. pneumoniae* (ATCC 700603)	
	CTX-M-15	*E. coli* (NCTC 13353)	
	KPC-2 SHV TEM	*K. pneumoniae* (ATCC BAA-1705)	*S. pneumoniae* (ATCC 49619)
	KPC-3 SHV-11 TEM-1	*K. pneumoniae* (ATCC BAA-2814)	
	OXA-27	*A. baumannii* (NCTC 13304)	

4. Working culture

　⑴每月第一週（執行品管的前一日），取出 Primary culture 菌種保存管，用無菌接種環戳取（或取出一顆陶珠）的方式，接種於適當培養基上進行培養。

　⑵菌落生長且完成各項品管試驗後，將 Working culture 培養基暫存於 4°C冰箱中。

　⑶每週進行次培養一次（執行品管的前一日），每次取自第一週次培養之培養基。

5. 品管菌株之使用（圖 6-2）

　⑴關於鑑定與藥物敏感性試驗之相關試劑或套組的品管，比照臨床菌株各項試驗之標準作業流程操作。

　⑵關於培養基的品管

　　a. 非選擇性培養基：使用 0.85% NaCl 調製的 0.5 McFarland 菌液，稀釋 100 倍後，取 10 μL 接種。

　　b. 選擇性培養基：使用 0.85% NaCl 調製的 0.5 McFarland 菌液，稀釋 10 倍後，取 10 μL 接種。

㈦**實驗室相關儀器與設備之維護**（Maintenance of related instruments in laboratory）

1. 建立儀器保養計畫：每年制訂實驗室內各項儀器設備之保養內容與期程，包含製造商建議之定期預防性保養、功能檢

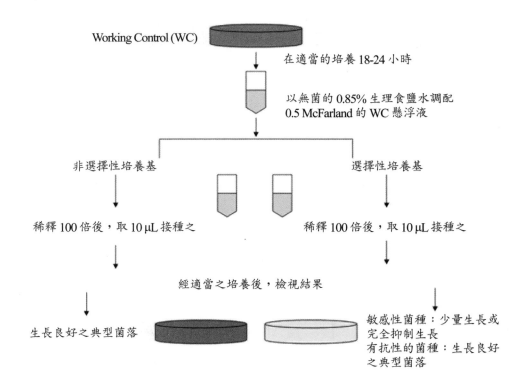

圖 6-2　品管菌株之使用

查與確效，所有保養及維護均需有文件紀錄。

2. 由工作人員或廠商進行週期性（包含每日、每週、每月…等）儀器查檢，均需有文件表格紀錄、查檢人員簽名與異常時矯正措施與紀錄。

3. 生物安全操作櫃至少每年須確認高效率過濾網之功能性與氣流速率是否符合標準，須更換濾網時，亦須經過燻蒸與消毒之程序。

4. 溫度相關設備，包含培養溫箱、冰箱、加熱器及冷凍櫃等，須每日記錄溫度，並每年定期進行溫度計之校正。

5. 二氧化碳培養溫箱須每日確認並記錄二氧化碳濃度是否落於需求範圍，每年也須進行氣體濃度校正。

6. 厭氧培養箱除每日記錄氣體壓力、溫度與濕度外，箱內厭氧條件也需每日以厭氧指示試紙進行測試與觀察。

三、其他相關品質管理之要求

(一)品管紀錄

1. 實驗室內各項品管查檢及試驗結果需記錄於品管表單或電腦上，並且有執行人員之簽名與實驗室管理階層定期（每月）審閱之紀錄。

2. 當品管結果發現異常或品管偏移時，應告知實驗室主管並進行品管異常矯正措施，分析調查結果、改善措施與後續追蹤均需有紀錄。

3. 品管紀錄依醫院評鑑規定至少需保存 3 年（TAF 6 年）。

(二)檢驗報告之確效

1. 檢驗報告之查核與發送須經過已授權的人員進行。

2. 定期審視與更新專家系統與實驗室資訊系統（LIS）防錯設計：細菌菌種與藥物敏感性試驗結果必須有一定的相關性與合理性，檢體的來源部位與病患的性別年齡等，與報告的結果內容也有密切的關聯，因此，必須藉由儀器本身專家系統的輔助以及 LIS 的防錯設計，來避免錯誤與不合理的報告。隨著細菌菌種本身的多樣性與指引的更新，實驗室對此亦須定期的進行審查與更新。

3. 危急值、法定傳染病與醫療照護相關感染菌種之通知，可採用電話通知或簡訊自動通報系統進行，以達到對感染症病患即時的照護，並可讓醫護人員採取相關的接觸隔離措施，以避免感染的傳播。通知時，須記錄通知內容、時間、負責醫師與通知人員等，可以紙本或以資訊系統紀錄呈現。

    (1)危急值：血液、體液檢體中，經染色或培養有陽性的結果時。

    (2)法定傳染病：根據疾病管制署公告之分類與通報期限執行，並依疾病流行情況，定期審視與更新。

    (3)醫療照護相關感染菌種：以重要且容易於人與環境傳播的抗藥性細菌為主，如 MRSA、VRE、CRE、CRAB……等，醫療單位需訂立相關政策、通報流程與相關隔離措施。

4. 實驗室須提供檢驗相關的參考數值，供臨床判讀結果。例如：檢驗結果正常值

報告內容、抗生素感受性百分比統計（半年報）以及抗生素報告種類、內容與限制等。

5. 報告備註說明：

⑴因菌種本身的變異性、藥物敏感性試驗結果與臨床治療相關的不確定性等因素，並非所有的細菌都能進行藥物敏感性試驗，實驗室可依據菌種本身的內生性抗藥性、「熱病」指引和相關文獻，與感染科醫師討論，訂立相關菌種的報告備註內容，可減少臨床醫師對於報告中沒有抗生素試驗結果的困擾。

⑵檢體採檢有汙染的可能性時，可於備註內說明，例如不合格的痰液檢體，可附註「Epithelium cell >25/ LPF, Please resend qualified specimen if clinical indicated.」；培養出三個可能致病性菌種以上的尿液檢體時，可附註「Multiple bacterial morphotypes present. Suggest appropriate recollection with timely delivery to the laboratory, if clinically indicated.」；血液培養只有單一套培養出皮膚表面可能的常在菌種時，可備註「Please evaluate the possibility of contamination」等。

⑶檢體量太少但無法重新採檢的重要檢體，如 CSF，可備註「CSF specimen <1 mL」。

⑷建議醫生避免無效抗生素之使用，例如分離出李斯特菌的報告時，可備註「Intrinsically resistant to broad spectrum cephalosporin antibiotics.」

⑸分離出法定傳染病相關菌種時之通報提醒，「Notifiable infectious diseases. Notification process is necessary.」

㈢能力試驗

1. 實驗室須參加合適的外部能力試驗，且合格率需達 80%。

2. 檢驗項目如為外部能力試驗機構無法提供的項目，可採取同儕比對的方式進行。

3. 外部能力試驗不得由特定人員操作，需由實驗室當時執行該試驗項目之工作人員操作之。

4. 實驗室應建立內部能力試驗的評估計畫，可採用下列方式進行

⑴使用未知的菌原菌，佯裝成病患檢體，進行人員鑑定能力檢測

⑵由不同之工作同仁重新進行檢體的分析

四、結語

微生物的檢驗技術日新月異，有其歷久彌新的一面，舉例來說，最新的質譜儀鑑定，無法區分 *E. coli* 和 *Shigella* species，需加測 Lysine test 或用其他的鑑定系統來補質譜儀的不足；又例如 MIC 藥物敏感性試驗分析儀器，目前也無法檢驗所有的菌種的藥物敏感性試驗結果，傳統的紙錠擴散法和其他如 E-test 手工操作與判讀的檢驗方法，也須在實驗室繼續被使用。因此，微生物實驗室常常是以多樣化的鑑定與藥物敏感性試驗系統在運行。

如前言所述，微生物實驗室在品質控制方面，有其不同於其他檢驗領域的特殊性、複雜度與專業性。面對這樣的挑戰，人員唯有不斷地充實自己在專業上的知識，對品質控制有嚴謹的態度，在良好的品質控制計畫下落實執行，才能在感染症的臨床照護上，給予醫師和病患最好的檢驗品質。

參考文獻

1. Amy L. Leber. Clinical Microbiology Procedure Handbook, 4th edition. 2016.

2. CLSI guidelines M22. Quality Control for Commercially Prepared Microbiological Culture Media. Approved Standard─Third Edition.2004.

3. CLSI guidelines M02, 13th edition. Performance Standards for Antimicrobial Disk Susceptibility Tests. 2018.

4. CLSI guidelines M07, 11th edition. Methods for Dilution Antimicrobial Susceptibility Tests for Bacteria That Grow Aerobically. 2018.

5. CLSI guidelines M100, 31st edition. Performance Standards for Antimicrobial Susceptibility Testing. 2021.

6. 台灣醫事檢驗學會指引文件 TSLM-PG-MI-10(1)，MALDI-TOF MS 微生物實驗室使用指引。

7. IDSA Guideline: A Guide to Utilization of the Microbiology Laboratory for Diagnosis of Infectious Diseases: 2018 Update by the Infectious Diseases Society of America and the American Society for Microbiology.

學習評估

1. 關於細菌培養檢體品質之敘述，下列何者為是？
   (A)所有的檢體在採檢後至檢驗前，均應於 4°C 下保存，以維持細菌的活性與避免檢體中可能有正常菌叢的干擾。
   (B)基於尊重臨床醫師與護理人員在照護病患的責任與專業性，實驗室不需再提供和細菌培養檢體採集的資訊。
   (C)若檢體未能符合實驗室訂立的允收標準，但該檢體是無法重新取得的重要檢體，實驗室應盡可能進行培養，惟需於報告中註明此檢體不符合允收標準之原因。
   (D)檢體資訊最重要的是病患的姓名、病歷號和檢體的種類，其他如採檢時間、年齡、性別等則不會影響培養結果判讀，則可有可無。

2. 關於微生物實驗人員內部的能力與判讀一致性的評估，下列敘述何者有誤？
   (A)每年至少一次對於人員進行形態學觀察的一致性評估，可採用臨床檢體實際染色的抹片或圖片、照片等方式進行。
   (B)在職人員除須每年一次進行人員工作能力評估外，於轉換工作站前後，亦需再進行訓練與評估。
   (C)在職人員的能力評估可採用未知病原菌、不同工作人員重新進行檢體分

析、標準作業程序問試或實際觀察操作等方式進行。

(D)實驗室可安排新進人員同時進行新進訓練與臨床檢體的操作與檢驗，是有效運用人力資源的方式。

3. 關於外部能力試驗，下列敘述何者為是？

(A)依 1988 年 Clinical Laboratories Improvement Amendments（CLIA）的規範，實驗室外部能力試驗的結果合格率需達 80%。

(B)實驗室在符合各項內部品質控制的條件，可以不用參加外部能力試驗。

(C)為了同儕間檢驗技術的精進與外部能力試驗答案的正確性，實驗室間可討論與交換外部能力試驗資訊。

(D)外部能力試驗應由特定指派的人員來執行，以確保答案的正確性。

4. 關於培養基的品質控制，下列何者有誤？

(A)依 CLSI M22-A3 規範，實驗室只需對非免除品管（Non-Exempt）的培養基進行品管即可。

(B)對於免除品管（Exempt）的培養基，實驗室則可完全相信廠商已通過的品管，無須再對培養基進行任何檢視和品管。

(C)自行配製的培養基，需記錄製備日期、培養基名稱、批號、有效期限與配製人員等資訊。

(D)培養基出現品管異常狀況，實驗室應做異常矯正分析與記錄；通過無菌性與品管測試後的培養基，始得用於臨床檢驗。

5. 關於藥物敏感性試驗之品質控制，下列敘述何者有誤？

(A)新的抗生素需通過連續 20（或 30）天之品管或 15 重複（3-x5-Day）的品管方案，始得用於臨床檢體報告。

(B)通過連續品管的抗生素，可轉為常態性每週品管。

(C)藥物敏感性試驗之品管菌株應使用 CLSI 規範的標準菌株，不可使用一般的臨床分離菌種。

(D)若有抗生素出現品管異常狀況，需進行品管異常分析與調查，調查至合格期間，為符合臨床需求及時效性，仍需報告該抗生素結果，之後再視情況修正報告即可。

6. 關於微生物實驗室相關儀器與設備之品管與維護，何者為是？

(A)二氧化碳培養箱須每日確認並記錄氣體濃度，並每年定期進行氣體濃度校正。

(B)培養溫箱和試劑保存的冰箱或冷凍櫃溫度非常穩定，但仍需每週觀察與記錄溫度。

(C)厭氧培養箱若已使用標準菌株來監控厭氧狀態的生長，則無需再以厭氧指示試紙進行測試與觀察。

(D)生物安全操作櫃於安裝時，需做功能性與氣流速度的確效，之後則只需於發生異常時再做檢測與確效即可。

7. 關於質譜儀的品質管制，下列何者為誤？

(A)每個實驗批次須使用建議之標準菌株

執行校正，若校正失敗，則不可核發報告。

(B)應以建議之標準菌株，依照標準步驟製備樣品，每日執行品管，鑑定菌名須完全符合，才可核發報告。

(C)需每日執行空白對照，結果圖譜應無任何蛋白質峰尖（peaks）。

(D)當細菌革蘭氏染色結果和質譜質鑑定結果有差異時，可以質譜儀的結果直接發報告，不需再經由其他的方法確認。

8. 有關細菌培養檢驗報告的確效，下列何者為誤？

(A)檢驗報告之查核與發送須經過已授權的人員進行。

(B)血液、體液檢體中，經染色或培養有陽性的結果，屬於微生物檢驗之危險值，應立即以電話或簡訊通知臨床醫師，並留下紀錄。

(C)菌種名稱與藥物敏感性試驗的判讀標準應依 CLSI 指引定期更新。

(D)菌種鑑定是臨床醫師最需要且最在意的結果，不需考慮檢體來源、性別和年齡等因素，一律報告給醫師去判斷即可。

解答

1. C
2. D
3. A
4. B
5. D
6. A
7. D
8. D

第七章　臨床病毒檢驗的品質管理（Quality Management of Diagnostic Virology）

蔡慧頻、王貞仁

內容大綱

說明病毒實驗室設計時所需注意的事項

說明書面流程的內容

說明臨床病毒檢驗品質管控

學習目標

1. 了解病毒實驗室設置
2. 了解書面流程的內容
3. 了解臨床病毒檢驗品質管控包含檢體管理、細胞抹片、細胞培養、品管物、外部及內部品管、病毒培養、病毒核酸檢測、實驗室設備與儀器、試藥品管、方法的確效與查證

一、實驗室設置

在臨床實驗室，品質控制包含確保檢體從傳送，至檢驗人員將報告產出之一致性及準確性的一連串步驟。這些結果必須是即時性並且在臨床上是有意義的。臨床病毒實驗室必須在設計上，將實驗室人員及一般大眾的生物安全的風險降至最低，並且避免在實驗時遭到環境的汙染。因此在設備方面必須特別設計，臨床病毒實驗室設置時所需要的注意事項有下列幾點：

1. 必須與微生物實驗室分開，並且不可共同使用培養箱。
2. 環境溫度必須控制在 22-26°C，相對濕度為 30-50%（可依儀器設備需求設定）。
3. 實驗室可分成正壓及負壓的區域，正壓的區域包含做細胞培養及培養基製備的地方，而負壓的區域應用來處理活的病原體，例如：危險等級第二級之病毒培養或危險等級第三級微生物之核酸萃取實驗。
4. 實驗室的表面必須用很容易去汙的材質。
5. 必須遵循標準的微生物操作規範，例如：每天必須清理工作檯面、利用適當的工具避免氣霧的產生。
6. 做細胞培養及病毒分離時必須使用到生物安全操作櫃；安裝生物安全櫃的實驗室不可共用一般的空調管道將生物安全櫃的空氣排出，有操作病原體的生物安全櫃的排氣應獨立對外排氣。
7. 設備必須適當的維護；具生物危害的廢棄物必須妥善的丟棄；地板必須定期的消毒；氣壓的平衡必須定期檢查。

二、書面流程

建立書面流程很重要，以做為醫療人員和實驗室人員實行的標準。所有書面流程包含品質管理系統、採檢須知與標準作業程序等文件，皆須定期審閱與修訂，以確保執行的程序是遵照最新指引或法則。

(一)給醫療人員的內容必須包含

1. 檢驗的目的及限制
2. 檢驗操作所需要的時間
3. 檢驗的執行時間（turnaround time）
4. 檢體所需要的型式及量
5. 檢體傳送及準備的指引

(二)實驗室的操作步驟操作手冊

在細節方面必須足夠完整，讓不具經驗的技術員也可以在不需其他資訊下正確地執行這些步驟。操作手冊需準備兩份複印版，一份放在實驗台可以拿到的地方，另一份則必須分開存放以防意外發生。

三、臨床病毒檢驗

(一)檢體管理

臨床檢體的保留對實驗室非常重要，可用於確認試驗的需求、感染控制、大眾健康的調查、品質控制與新方法評估等。檢體保留的時間取決於檢體的型態、檢體的來源、病人的需求與實驗室的保存容量

與能力。保留檢體的監控可由冷凍解凍的次數、超過保存時間之病毒量來確保檢體的品質。許多實驗室將使用電腦軟體之選項建立與管理保留臨床檢體之重要工作。

(二)細胞抹片

細胞抹片將會愈來愈普遍，因為抹片染色可提供快速的結果。抹片必須包含足夠的細胞，以及合理的大小，並且不能被血液或膿汙染，否則會產生非特異性的染色。

(三)血清學的檢體

溶血過度、血脂、細胞汙染或是有滲漏之檢體必須退回。視方法的需要，血清有時必須以熱去活化。一旦檢體被退回，則必須以口頭或書面的方式告知送檢單位。

(四)干擾物質（Interfering substance）

乃指會改變分析方法結果之病人檢體內的成分。這些成分分成外因性及內因性物質，外因性的干擾物可來自所注射的藥物或是抗凝固劑（如：heparin），內因性的干擾物可能是因某些疾病所造成（如：膽色素、血紅素或脂質）或檢體內本來就有的物質。例如:非核酸的物質會干擾引子黏住（primer annealing）的效果，大量的核酸物質會干擾試劑內酵素的反應。在分析以 RNA 為主的方法時，也應將序列相近的 DNA 也進行測試看其是否會造成干擾。因此可利用內部校正物或品管物可幫忙確認是否有干擾物的存在。

(五)品管物

一般而言，參考物質、病人的檢體或是 Pooled 血清可做為測試方法之校正物；如果是用病人的檢體或是 Pooled 血清當校正物，此批校正物則需用現存之 Gold standard 方法測試過。外部品管物與內部品管物包含外部校正物及內部校正物，可作為定性或定量時使用。

1. 校正物可區分成陽性對照組（positive control），低濃度陽性對照組（low positive control）及陰性對照組（negative control）。

2. 陽性對照組在偵測病毒抗體及抗原時，其濃度需要高於最小偵測濃度之 3 倍以上之濃度，並且需在其偵測線性範圍內（More than dilution factor 3 over the lower limit of detection of the test or test system and within the upper limit of linearity）；在偵測病毒核酸時，則為高於最小偵測濃度 1 log10 倍之濃度並需在其偵測線性範圍內（More than 1 log10 over the low limit of detection of the test or test system and within the upper limit of linearity）。

3. 低濃度陽性對照組在偵測病毒抗體及抗原時，其濃度需要介於最小偵測濃度及高於最小偵測濃度之 3 倍之間的濃度（Up to dilution factor 3 over the lower limit of detection of the test or test system）；偵測病毒核酸時，則需介於最小偵測濃度至最小偵測濃度

1 log10 倍之濃度（Up to 1 log10 over the low limit of detection of the test or test system）。

㈥準確度（Accuracy）

指與真值（true value）比較一致性（agreement）之程度。它可以用參考物質（reference analyst）分析所估算得來的，或是與一個標準參考方法（reference method）之結果為基準與新方法做比較之結果；如果兩者都無法獲得，則另外需要找一可能之參考方法來做比較。

㈦精準度（Precision）

通常是看測量物之 standard deviation（SD）或是 relative standard variation（coefficient of variation, CV）。檢測同一次實驗中進行同一個樣品的不同各別結果之一致性，此為 intra-assay（within-run）precision；而同一樣品在不同次實驗間結果之一致性，則為 inter-assay（between-run）precision。

㈧靈敏度（Sensitivity）

所有陽性結果之真正陽性之比率稱為診斷靈敏度（diagnostic sensitivity）。

㈨特異性（Specificity）

所有真正的陰性之比率稱為診斷特異性（diagnostic specificity）。而分析一個方法的特異性須測試可能干擾或造成交叉反應的一些異質物質對此方法所造成的影響，此稱為分析特異性（analytical specificity）。

㈩再現性（Reproducibilty）

通常是由同一約定的狀況所決定，因此精準度可在再現性上看單一變異的影響。這個變異可以是不同的試劑批號、技術員及檢體。有關於要選擇的濃度的範圍最好是在會影響臨床診斷的層級。實驗室也可用同一批號間不同次實驗所得到品管液的結果去算精準度。至於實驗的次數及檢體的數目與天數則必須遵照 CLSI（臨床與實驗室標準協會，Clinical and Laboratory Standard Institute）或各實驗室的規範。

(十一)測量範圍（Measuring range）及線性（Linearity）

定量方法之可偵測上限及下限之範圍稱測量範圍，並以迴歸分析畫出線性曲線。測量範圍所得到濃度必須在錯誤（如：非線性、不精準等原因）不發生後所得到的結果。因此總誤差範圍的接受標準需建立在實驗室對方法的了解的能力及臨床應用上。要確認方法測量範圍之可信度，建議至少作五個濃度三重複的分析。檢體的基質最好與病人的檢體相似。

(十二)測量極限（Limit of detection, LOD）

指≧95%的檢體可偵測到的最小濃度，此又稱為分析靈敏度（analytical sensitivity）。此乃將已知濃度的樣品做序列稀釋，每個濃度要有足夠的數目（建議

20 個，最少 8 個）以利統計分析。所分析的濃度須包含在 LOD 以上及以下的稀釋倍數。概率回歸（probit regression）可用來做 LOD 的分析。在不同種類的臨床檢體（例如：血液或腦脊髓液）也應各自偵測其 LOD。為了精準及準確的測量病人檢體，分子定量方法應訂出線性範圍內的最高值及最低值。

(±)外部品質保證（External quality assurance, EQA）及內部品質保證（Internal quality assurance, IQA）

1. 外部品管保證（EQA）：實驗室可參加國際性或地區性的機構（如美國 College American Pathology, CAP；American Proficiency Institute, API；台灣醫檢學會及疾病管制署）所舉辦的能力試驗（proficiency testing），以確保實驗室品質。這些機構會將每次參加能力試驗的所有實驗室之結果作分析、評比與比較，因此每次所回傳實驗室的結果可當作方法品質好壞的證明。若檢驗項目無上述機構所提供之能力試驗，則可利用不同實驗室間結果比對方式進行。

2. 內部品質保證（IQA）：此部分主要是監控實驗室內檢驗之所有流程，包含檢體的傳送、接收到報告的發出都包含在這個計畫內。因此 IQA 的計畫必須隨機選擇一個檢體分成等體積的兩個檢體，一個是既定已被編碼的檢體，另一個檢體則再重新編一個號碼，兩個檢體以相同的方式同時進行處理，最後再比較兩個檢體所產出之結果，以此方式檢視實驗室內部的檢驗流程是否出現問題。不過以這個方式來檢視 IQA，有時會受限於有些特殊的檢體及實驗（例如：電子顯微鏡的觀察、核酸容易被分解、陽性率低的檢體等等），因此 IQA 的計畫有時會利用「spike」的檢體（將陽性檢體稀釋）作為測試的檢體。這一對被測試的檢體可用來監控不同操作者或不同天操作此實驗的一致性。當不一致性的結果出現時，報告須送給較具經驗的醫檢師審核並請他給予意見後再予以重做。這些結果及問題均須記錄，並定期審閱檢討。

(苗)細胞培養

1. 組織培養

組織培養是非血清學之病毒診斷的方法之一。因此，對用買的或自己實驗室準備的細胞之充分的品質管制是非常重要的。在所使用的細胞株上，特別是細胞的繼代數對病毒之分離的敏感性是具有意義的差異。有關於細胞株的資料必須詳細的記載，包括來源、種類、代數、長滿程度以及細胞狀況。由於平時細胞常規的需要，一旦細胞株有問題便可能會造成工作流程被嚴重的中斷，因此為了避免汙染以及其他意外事件必須準備後備的細胞以滿足所需。

這些後備系統必須包含：

(1)冷凍及保存代數較少的細胞在液態氮桶中。

(2)使用兩套儲存細胞的培養瓶。當這兩

個培養瓶都滿了，只繼代培養其中一個，第二個當備用直到新的培養瓶長得很好再處理。

(3)這兩套細胞的培養瓶所使用的培養基及用具都必須分開獨自一套。

2. 觀察及評估未種檢之單層細胞株

各種細胞來源不同，培養方式、對病毒之感受性亦不同。每日需記錄培養過程，並將保存於液態氮桶之細胞儲存記錄建立細胞庫。新的細胞自接收後其日期、種類、代數、批號、管數或其他包含物的來源需詳加記錄，並且需將寄送細胞來的文件及資料保存好。收到細胞後需巨觀及微觀的觀察細胞並記錄之，其培養基的顏色需接近中性而且必須是清澈的且細胞必須是貼在壁上，並評估其密度（滿的程度）和形態的外觀。

所購買的細胞必須要有沒有遭到黴漿菌、黴菌及細菌的汙染的證明。自己實驗室所培養的細胞株必須依照下列方法進行：

(1)每天檢查生長速度及有無被細菌或黴菌汙染的情形。

(2)定期檢查是否有無被黴漿菌汙染（可用 PCR 或 Hoechst stain 的方法）。

(3)定期利用 tissue culture infective dose（TCID）實驗進行細胞敏感度之測試。

3. 汙染及毒性

培養基的酸鹼值不正常或呈現混濁，顯示可能有毒性物質出現或是細菌黴菌汙染。未接種的細胞若有未貼在管壁上、退化情形或具細胞病變的現象都必須注意。另外，黴漿菌汙染可能是用肉眼看不到的。

4. 細胞密度

未長滿在生長期的單層細胞株（大約 75% 至 90% 滿）對病毒的培養是最好的。有些病毒（如：CMV、RSV）較容易在生長期的細胞中被分離出來；然而細胞生長的情形有時對其他病毒的分離率（如：HSV）較不具關鍵性。一旦細胞密度已經達到所需的要求，培養基的胎牛血清則可由 10% 改成 2% 繼續培養，以減緩細胞生長的速度，如果細胞過度生長則不適合用來病毒培養。

5. 維持（Maintenance）

未接種之細胞層通常在 $36 \pm 1°C$ 的培養箱中培養。生長較快速的細胞株若是在室溫或 $33°C$ 中培養可以讓它生長的速度慢一些，如：HEp-2。培養圓底的管子要讓它以斜放的方式使培養基能覆蓋整個細胞層。收到新的細胞的 7 天內要繼代培養（最多不能超過 10 天）。當培養基變黃或細胞密度已達 75% 則必須更換胎牛血清低濃度（2%）的新培養基。如果細胞生長得很慢或是密度很稀則需更換的胎牛血清高濃度（10%）新的培養基以及放在 CO_2 的培養箱內（必須稍微鬆蓋以方便 CO_2 進入）。細胞培養需在生物安全等級第二級的操作櫃中操作，以避免操作人員曝露在潛在的內生物質而遭受到感染。在操作一種細胞株完後，需將生物安全操作櫃消毒乾淨再進行另一種細胞株的操作。另外，有關於可降低發生汙染的品管則必

須注意例如：處理細胞時需要有專用的試劑、用具，以及排除傳染疾病可能所造成的影響。

除了必須要有陰性對照組之外，每一批次的細胞要有一或多管以不打開的方式培養以確保可協助發現由供應者所產生之問題。特別是假如只有少數的批號細胞被影響，相對的少數陰性對照組會無法發現問題。

6. 查證細胞培養的敏感性（Verification of cell culture susceptibility）

評估細胞培養的表現有幾種方法，包括比較細胞對病毒的敏感性測試（viral titration）、病毒在細胞株上生長的速度之比較、以不同方法與其他實驗室比較同一群病人（如：抗原檢測和分生的方法）的病毒分離率。病毒敏感性測試是將病毒液做序列稀釋再培養在好幾個細胞管上，培養數天後算感染細胞的最低病毒濃度，每次測試結果與原始效價之差異若 ≥ 0.7 log 則視為細胞感受性改變，細胞不可繼續使用；若界於 0.5~0.7 log 之間為可疑，待下一次結果判讀；≤ 0.5 log 視為細胞感受性沒有改變，細胞可繼續使用。如果可以也可比較不同批次的同一種細胞株或使用不同來源的培養基。另外，亦可經由購買的病毒的能力試驗內之敏感性測試做查證。

7. 培養基

選擇適當的培養基不僅可確保細胞株生長的品質也可提高解凍細胞的存活率。特殊的添加物及補充物對某些特定細胞的解凍成功的機率是很重要的。

⑴成分

一般的細胞如 primary cell、human diploid fibroblast 及 continuous cell lines 大多可使用 Eagle's Minimal Essential Medium（MEM），而 Dulbecco's Modification of EMEM（DMEM）則用於 continuous cell lines。培養基內的成分大多包含有不同濃度的葡萄糖、胺基酸、維生素、無機物、抗氧化物、核苷酸、脂質、生長因子及其他成分。MEM 大多溶於 Earle's balanced salt solution（BSS）再加入胎牛血清培養細胞。BSS 含有無機鹽、葡萄糖及重碳酸鹽的緩衝溶液系統。酚紅則是內加用肉眼即可辨識的酸鹼指示劑。

血清含有生長因子、蛋白質、礦物質、脂質、荷爾蒙及其他成分，因此可促進細胞的附著力及繁殖。但是血清可能也含有特異性及非特異性的病毒抑制物，每一個批次的抑制程度皆不太一樣。因此在使用前需以熱（56°C，30 分鐘）去活化。以熱處理過的血清並不會去除已經存在的抗病毒抗體，牛血清（calf serum）比胎牛血清（fetal bovine serum, FBS）更容易含有抗病毒抗體因此不建議使用。血清的濃度大約以 1-10% 為主，10% 血清可使細胞生長的速度較快，而 1-3% 的血清濃度主要是用來維持細胞的基本生長。而用來培養流感病毒的培養基則不能加血清。

基本的培養基、BSS 和其他單純成分的效期較長。例如：EMEM 在 2-8°C 可穩定長達三年，FBS 若儲存在 -20°C 可穩定至一年。然而當含有 FBS、抗生素之完整培養基在配置好後，最好在一個月內便要使用完。

(2)生理化學因子

最適合禽類和哺乳類細胞生長的酸鹼值是 7.4，可忍受的範圍是在 7.0 至 7.7（fibroblast 為 7.4 至 7.7、transformed 細胞為 7.0 至 7.4）。細胞的代謝物會使培養基變酸，失去 CO_2 會使培養基變鹼，因此需要緩衝系統去穩定酸鹼值。因此可使用重碳酸緩衝系統在 5-8% CO_2 培養箱內穩定酸鹼值使細胞適當的生長。

(3)添加物

添加胰蛋白酶（trypsin）可促進流感病毒在 MDCK 細胞以及 human metapneumovirus subgroups A2 和 B2 在 Vero 細胞中生長。相對於其他成分，對於胰蛋白酶（trypsin）的選擇（例如：complex porcine pancreatic extract 和純化的相比）及所生產的批次可能會對培養的能力造成衝擊。Trypsin 濃度較高時會影響細胞的完整性而造成細胞變圓的情形，因此需要一組未種檢體的細胞當陰性對照組。針對細胞內可能有一些內生性之病毒（如 SV-5, SV-40）時，則需添加抗血清去抑制病毒的生長，更換培養基時則要注意，若沒添加抗血清可能會使病毒再度增生。抗生素及抗黴

菌藥物可避免細胞培養時發生汙染的情形。Gentamycin（~50 μg/mL）、amphotericin B（1 μg/mL）、penicillin（100 到 200 U/mL）、streptomycin（100 至 200 μg/mL）以及 vancomycin（25 μg/mL）是很多實驗室最常用的抗生素。培養未接種檢體的細胞最好用的抗生素不要太多，以免影響細胞的代謝。

(4)細胞培養基之品管

每批次的培養基成分及添加物都需記錄並測試是否有發熱源或內毒素。每批次的培養基加入水及重碳酸鹽溶解後，需經過過濾器過濾後必須分裝，並進行無菌測試以確認沒有遭細菌及黴菌汙染才能使用並且記錄之。無菌測試是將所分裝的培養基取出少量體積在 37°C 培養箱中培養 1 至 2 天以確保無菌才能使用。每瓶培養基上需註明泡製日期、有效期限、批號及製備者姓名等。然而其他成分分裝過後也需進行無菌測試。新批號之胎牛血清在經過無菌測試後，也需監控它使細胞生長的能力。使用新批號的胎牛血清之前需向廠商索取其血清分析證明（Certificate of Analysis）內含毒性測試之報告，並妥善保存，新批號的胎牛血清需與舊的批號進行平行測試，通過後方可使用。

(十五)病毒培養

1. 檢體之採集、傳送與處理

檢體適當的採集可增加病毒分離的

成功率。了解病因進而選擇正確的檢體是很重要的。採集與被感染之器官相近的檢體，具有較高的臨床意義。例如，從腦炎病人的腦脊髓液分離出病毒比從喉嚨拭子及糞便中分離出來更有意義。從同一個檢體培養出兩種或多種病毒而造成疾病是有可能。檢體中含活的細胞越多，病毒分離的效果就更好。感染時的急性期是採集檢體的最佳時候，最好是在發病的 3-7 天內。採檢病毒分離的檢體在送達實驗室前通常需要一段時間。具套膜的病毒如呼吸道融合病毒（Respiratory syncytial virus, RSV）或巨細胞病毒（Cytomegalovirus, CMV）比起不具套膜的病毒如腸病毒（Enterovirus）更容易受溫度及反覆冷凍解凍的影響。一般而言，病毒的檢體在短時間內可用冷藏保存，若是需要較長的時間則需要冷凍在 -70°C。

　　拭子的檢體必須放在裝在傳送液的管子中，離心後再接種上清液至細胞管中。而對糞便的檢體之處理方式為加入傳送液及抗生素混合均勻後離心取上清液以過濾器過濾，再接種過濾液至細胞管中。尿液則加入抗生素後再接種上清液至細胞管中。血液的檢體最好用室溫傳送，加入抗凝固劑的 8 小時內必須處理完畢。不建議以全血直接做病毒培養，因為紅血球對細胞具有毒性。因此最好分離出白血球再接種。骨髓的處理方式與血液相同。鼻咽抽吸液、支氣管沖洗液、支氣管肺泡液或胸水則需加入抗生素，離心後再接種上清液至細胞管中，沉澱於底部的細胞可用來做直接免疫螢光染色。腦脊髓液及體液因

為都是無菌的，因此可直接接種。組織的檢體則需放在含有傳送液的培養皿上，用刀片切碎，離心後再接種上清液至細胞管中。精液對細胞具有毒性因此不適合做病毒培養。

2. 傳送液

　　病毒傳送液的型式及組成會影響病毒的分離率。一般而言，傳送液必須是等張溶液與人體的酸鹼值相同。它必須包含能穩定病毒的物質，例如：gelatin、胎牛血清（fetal bovine serum）、牛血清白蛋白（bovine serum albumin）和可以抑制細菌及黴菌的抗生素。傳送液內含有 3-5 顆玻璃珠可使病毒在震盪時容易從細胞內釋出。另外，可加 2-SP（0.2M sucrose in 0.02M sodium phosphate buffer, pH7.2）幫助穩定容易死亡的病毒，如：巨細胞病毒及呼吸道融合病毒。而採檢棒的選擇必須是對病毒不具毒性的，例如：decron、rayon 或合成的 polyester fiber-tipped 的採檢棒較好，而不要使用 calcium alginate 及棉棒。當收集鼻咽、結膜、尿道部位的檢體時需使用靈活線軸棒，其他的則可用塑膠棒。木軸棒則不建議使用，因為裡面可能含有毒素或抑制物，甚至會吸收掉傳送液的體積。

3. 病毒培養之品管

　　(1)生物安全等級第二級的臨床病毒實驗室可以培養的病毒有下列幾種：腺病毒（Adenovirus）、巨細胞病毒、腸病毒、單純疱疹病毒（Herepes simplex virus types 1 and 2）、流感病毒（Influenza viruses）、腮腺炎病毒（Mumps）、副流感病毒

（Parainfluenza viruses）、呼腸孤病毒（Reoviruses）、呼吸道融合病毒、鼻病毒（Rhinovirus）、麻疹病毒（Measles）及水痘帶狀疱疹病毒（Varicella-zoster virus）。無法以細胞培養的病毒有：杯狀病毒（Calicivirus）、肝炎病毒（Hepatitis virus types B, C, D）、人類疱疹病毒第八型（HHV-8）、人類乳頭狀瘤病毒（Human papillomavirus）、細小病毒（Parvovirus B19）及多瘤病毒（Polyomavirus, JC）。需要在特殊或更高等級實驗室培養的病毒有：蟲媒病毒（Arbovirus）、沙粒病毒（Arenaviruses）、星狀病毒（Astroviruses）、禽流感病毒（Avian influenza）、冠狀病毒（Coronaviruses）、EB 病毒（Epstein-Barr virus）、絲狀病毒（Filovirus）、肝炎病毒（Hepatitis virus type A and E）、人類疱疹病毒第六及七型（HHV-6 and 7）、人類肺間質病毒（Metapenumovirus）、多瘤病毒（Polyomavirus, BK）、痘病毒（Poxviruses）、狂犬病病毒（Rabies）、輪狀病毒（Rotaviruses）、反轉錄病毒（Retrovirus, HIV、HTLV）、德國麻疹病毒（Rubella）以及 B 型猿猴病毒（Simian B virus）。每個實驗室應依需求選擇適當的細胞及方法，因為每一種病毒所適合生長的細胞不太一樣，選擇所養的細胞最好能培養出多種的病毒是最恰當的，另外，也要確定檢體內的病毒量是足夠的，避免存活率低病毒的偽陰性發生。

(2)接種前最好在顯微鏡下看過細胞，並且確認它沒有被汙染且為最佳狀態（75-90% 滿）再接種。一般而言，在傳統的細胞管培養並不會每次都接種陽性病毒作為陽性對照組。陽性對照組大都用在人員訓練評估時或是發生問題回溯結果時再解凍培養。然而每天選擇一組或多批次細胞作為陰性對照組跟檢體一起平行培養是必需的，以避免發生交叉汙染及技術人員

表 7-1　影響病毒培養敏感性的關鍵因素

事件（issue）	影響因子（variables）
病毒的特性	生長速度及存活率
檢體品質	病毒的濃度、收集的步驟及物質、傳送的時間及狀況
細胞培養對病毒感染的敏感性	細胞的種類及代數、單層細胞的年齡及密度、是否被汙染或含抑制物
過程的選擇	器皿的種類與數目、接種的過程、培養的狀況及時間、偵測或鑑定的系統

判讀的錯誤。

(3)檢體接種後的細胞，最好與陰性對照組之細胞做比較以 40x 到 100x 的倒立顯微鏡每日觀察至少 5 至 7 天。細胞的變化可由病毒所產生的細胞病變（cytopathic effect, CPE）及非病毒所造成的因子如：檢體的毒性（特別是糞便、尿液、血液及帶有血液的檢體），此時可用 PBS 緩衝溶液清洗細胞再加入新鮮的培養液；黴菌或細菌的汙染則可以過濾器過濾後，其濾液再加至新的細胞培養管培養。如果檢體的汙染率過高，可在病毒傳送液中將抗生素之濃度提高，但抗生素濃度過高有可能會造成對細胞產生毒性。

(4)鑑定病毒的方法最常用的是免疫學方法，包括：免疫螢光染色法、酵素免疫分析法、血球凝集抑制法及中和試驗法。不過大部分的實驗室大部分都用免疫螢光染色法鑑定病毒培養的病毒株。由於螢光容易消褪，因此建議玻片最好儘早閱讀完畢，最好不要超過一個禮拜。另外也可用特殊的引子以分子生物學的方法鑑定。而腸病毒和鼻病毒的細胞病變不易區分，因此可利用鼻病毒對酸的敏感性的特性來鑑別（鼻病毒在 pH 3.0 的環境下會失去活性）。

(5)病毒株的保存：當病毒需要進行次分型、抗病毒藥物分析或其他更進一步的分析時，便需要長期的將之保存。病毒需保存在含 15%FBS 或 10%

sucrose 的細胞培養基，並置入 -70°C 的冰箱或液態氮桶中。冷凍巨細胞病毒需要另外加等量的 70% sorbitol。

(6)參考病毒株：參考病毒株可自 ATCC，CDC 等單位取得，可製作典型細胞病變（CPE）之試管以供教學使用。

(7)報告的呈現：由於陰性的結果並不能排除沒有病毒感染，有可能因受限於方法的敏感性或檢體不良所致，因此陰性的報告需以 "No virus isolated" 呈現。如果結果因汙染或檢體具毒素等特殊因素，而導致培養不完全，可在報告備註中說明。

㈥ 病毒核酸檢測

1. 檢體的處理

適當的檢體採集、保存及傳送可確保病毒核酸的品質，尤其針對需要定量的病毒核酸。一般而言，在監控對治療的反應的效果時需要在適當的時間點決定病毒量的基準量。病毒量在測完基準量後則開始治療，之後則需每隔一段時間偵測其病毒量，然而不同的病毒感染所引發的疾病之治療療程皆不盡相同。用來測病毒量的檢體大都以血漿、全血及腦脊髓液為主。然而病毒量從同一個病人的不同檢體所得到量會不太一樣，例如：EB病毒從全血得到的病毒量會比從血漿中高1個log，因此這些差異有時會對臨床上的診斷造成衝擊。然而會影響到病毒量一致性的因素還有核酸萃取及偵測的方法。

血液的抗凝血劑以 ethylenediamine-
tetraacetic（EDTA）為較好，然而 acid
citrate dextrose 也在一些分生的方法中
被確效過。任何用來穩定核酸的試劑皆
要做是否會干擾或影響方法敏感性之確
效。如果檢體採集及傳送的容器含有能
穩定核酸的液體，則必須將稀釋倍數回
乘回去。RNA 病毒在萃取核酸時要特
別注意不要被 RNAase 分解，以免導致
偽陰性的發生。在傳送檢體至實驗室的
過程要特別注意收集的時間、傳送的時
間、實驗室接收的時間、接受檢體時的
溫度。監控這些因素可確保檢體的品
質。檢體要避免重複冷凍解凍以免核酸
的濃度下降。

表7-2為會影響檢體內高品質核酸的因
素：

檢體的抑制物如：血紅素、膽汁、肝素
體（heparin）對不同種的定量核酸檢驗
可能會造成偽陰性及病毒量偏低的情形
之不同程度的影響，因此檢驗數據會出
現 quantitated standard (QS) invalid（定量

內部品管無效）之情形。另外，抑制的
情形可能隨著不同種類的檢體而有所不
同。一個理想的核酸萃取流程應該有去
除及去活化會干擾核酸偵測的物質。然
而，檢體的基質很複雜，以去除這些抑
制物的方法較不實際。因此加入一個內
部品管的物質去監控抑制物影響實驗結
果的程度是很重要的，要注意的是此內
部品管的物質最好不能使方法的敏感度
降低。

2. 參考物質、標準品、校正物、品管物質
　這幾個因子對分子定量方法標準化是很
　重要的。

(1)參考物質是一個均質物質可用來建
　立或適當的用於校正（calibration）
　或指定值的過程（value assignment
　procedures）。因此標準品、校正
　物、品管物可以此為標準用來指
　定數值。初級參考物質包含 WHO
　（World Health Organization）的標準
　品、Certified Reference Materials 或
　NIST（National Institute of Standards

表 7-2　影響檢體內高品質核酸的因素

挑戰（challenge）	因素（factor）	檢體類別
降低核酸的完整性	核酸分解酶	尿液、糞便、肺支氣管液、全血
	酸鹼值	尿液、糞便
	化學物相關	福馬林包埋的組織
	含有多醣體的細胞壁	含有肺結核菌及金黃色葡萄球菌的體液及血液
抑制酵素作用	高濃度的體細胞的DNA	全血、骨髓
	干擾物質的殘留	尿液、糞便

and Technology）Standard Reference Material 都具有分析證明（Certificate of Analysis）的文件。分析證明含有物質名稱、描述、用途、測量的結果、使用機構、安全須知、建議傳送及保存的狀態以及有效日期等資訊。因為分子定量方法之 International System of Unit (SI)（例如：moles/L）尚未建立，大部分的參考物質報告大都以 International Units (IU)/mL 或 copies/mL 型式呈現，以供追溯數值之標準化。目前 WHO 已提供一些病毒的國際標準品可用來校正及評估體外診斷用試劑（in vitro diagnostic, IVD）或實驗室自己研發的方法（laboratory developed tests, LDT）。如果沒有國際標準品用來當參考物質評估方法之準確性，則可以廠商所製備的校正物取代。

(2)標準品／第二參考物質可利用初級參考物質在實驗中去訂出數值。標準品一般可分成兩種：一種是天然的，如經定量後之病毒液或細菌，這種方式較不客觀，並且需避免會有其他因子會影響到定量的數值。另一種則是可以用 phage 或 plasmid 去合成重組的核酸，再將之量化。以合成的方法所製的標準品較容易去定量或分析。

3. 我們可用同一次實驗的校正物產出定量的結果來決定檢體的濃度。外部的校正物不與檢體放在同一管中，其不同濃度所產生的校正曲線可來自於同一次實驗或上一次的實驗。這個優點是外部

校正物不會與方法的目標物競爭受質。缺點是無法得知檢體內所受抑制物的影響。內部校正物則包含一段與檢體目標核酸序列相近被定量過的核酸與檢體放在同一反應管內，然後與目標核酸一起被萃取及相同的引子放大，以利監控檢體內是否含抑制物。在理想的狀況下，內部品管的校正物與分析測量的範圍（analytical measurement range）要相同。但實際上，它可能會被高濃度的目標物所抑制，因此當發生內部校正物失效的情形，則須將檢體稀釋後再重測。當內部校正物的結果落在可接受的範圍內，陰性之結果（negative or target not detected）才可發出。

4. 核酸放大的方法通常比實驗室其他常規方法來得靈敏，這種結果常會使核酸檢測方法的精準度下降。例如：HIV viral load 的偵測範圍在~50 到10,000,000 copies of viral RNA/mL，然而檢測同一檢體的精準度時，可看到在濃度為 2.0 $\log_{10}$ copies/mL 的 CV 值為 40%、濃度為 6.0 $\log_{10}$ copies/mL 的 CV 值為 24%。

5. 要決定一個實驗數據是否有意義的改變可使用統計方法分析（如：Student's t-test）。數據的評估需注意到數值是否為常態分布，沒有參數的介入則可直接分析，若有參數則需轉換。例如：將數值轉換成log則有較大潛在的測量範圍。檢體的數目必須考慮在內，因為分子檢測的方法的費用較為昂貴，因此無法比照生化的方法所用的檢體數目。但是若樣品的數目太少則較難呈現常態分

布，尤其是若有參數在內則容易出現錯誤的結果。若是沒有參數的方法則較適合數目較少的樣品。

6. 病毒量的評估需要進行一連串的檢體檢測較具有意義，尤其是當醫師在判讀病人對用藥的反應時。然而有時必須考慮到病毒其分析性及生物性的變異因素，再決定病毒量的變化程度是否有決定性的意義。例如 HIV-1，其分析性的變異為 0.1 到 0.2 $\log_{10}$ copies/mL，生物性的變異（意指此病毒量在此範圍內不用再接受治療）為 0.3 $\log_{10}$ copies/mL，因此若病毒量的變化在 0.5 $\log_{10}$ copies/mL 內則不具有臨床意義。所以對每種病毒的病毒量皆需了解其不具臨床意義的病毒量變化以作為量測不確定度（measurement uncertainty）範圍的參考。

7. 當同一病人一連串的檢體被執行時必須用同一種檢驗試劑與方法進行，因為兩種方法可能無法用來比較同一病人不同時間檢體病毒量的改變。

8. 每次進行定性聚合酶連鎖反應（PCR）需帶一個陽性對照組及一個陰性對照組做品管；其陽性對照組需使用已測試過之低濃度陽性對照組（low positive control）。每次進行定量聚合酶連鎖反應（PCR）需帶三個已知濃度之陽性對照組（至少一個高濃度、一個低濃度）及一個陰性對照組做品管。

9. 每次聚合酶連鎖反應（PCR）需帶有品管檢體（internal control, IC），因為放大的過程可能因抑制物之干擾而造成偽陰性，因此每次進行反應一定要合併 IC

之偵測。IC 可以是試劑所提供或是偵測 β-actin 或 RnaseP（體細胞基因）做代表，IC、β-actin 或 RnaseP 呈陰性則需再取檢體重抽核酸或稀釋核酸重作實驗，如果結果還是陰性應要求重新送檢，如無法重新送檢則應於報告上註明「核酸量不足或檢體內具抑制物報告僅供參考」。

10. 病毒分生定量品管液之規範

(1) 來自廠商每批次之定量試劑組內都會有至少兩個不同濃度的陽性品管液（一個為高濃度、另一個為低濃度），以確效其結果是可涵蓋整個量測範圍。

(2) 陽性品管液必須是獨立批號且長效的，因為這樣才能確效方法之校正、找出實驗室操作之缺失及製造廠商的問題。這些獨立批號之陽性品管液可以用買的也可以由實驗室自行製備。

(3) 自製獨立批號陽性品管物之基質需與臨床檢體相似，如：BK 定量品管液可以市售試劑組之 normal human plasma（其效期可達一年）做陽性檢體之稀釋液，低或高陽性品管液之製備可取 6 個 0.5 mL 之 104 或 106 陽性檢體加 27 mL normal human plasma vortex 混合 2-3 分鐘後並上下翻轉至少 10 次，需於 2 小時內分裝每管 0.35 mL 於冷凍小瓶，存放於 -70°C 冰箱保存。建議需準備足夠的陽性品管物以便長期監控（如：一年）。

(4) 陽性品管物指定值（target mean），需由至少兩人操作以消除人員差異

之變因及至少進行 2-3 次實驗中包含 6-8 個決定值（或至少 6-8 次實驗，每次一個決定值）的平均值所決定，其可接受的變異範圍（CV%）允收標準需在 6%（訂定之依據需各實驗室自行驗證）以下，則視為達均勻之品管液，其方能開始進行臨床服務。

(5)實驗室研發方法（laboratory developed test, LDT）的校正物不可做為陽性品管液。低濃度品管液需反映此方法偵測極限的低值，高濃度品管液的濃度最好能接近線性範圍的極限，不過若高濃度之物質取得不易，低於線性範圍最高值的高濃度品管液是可以接受的。

15. 定量結果之總誤差（Total error, TE）需定期評估審閱，TE 之算法為：

$$2SD \pm |\,bias\,| \ (unit) \ 或 \ (\frac{|\,bias\,|}{Tagret})$$

$$\times 100\% \pm 2CV\%$$

TEa（Total Error allowable）則可參考 CAP 去年度濃度相當之檢體的 SD 值再乘上濃度Mean值的 3 倍再乘以 100（CAP 的允收範圍 ＝±3SD 等於 TEa），所得到的 CV 值。

16. 定量核酸方法需定期評估「量測不確定度」，可使用當年度品管液濃度 CV% 或 SD 值最大的濃度；「組合不確定度」為「整年度都使用同一濃度之品管液同一批號的兩倍 CV%」或「不同批號同一濃度品管液間之最大 CV%」；定期審查組合不確定度，若組合不確定度小於現行之量測不確定度則在審查結果勾選「維持」，若大於現行之量測不確定度則在審查結果勾選「修改」，並在審查資料欄中填入數字，並修改於下期之現行量測不確定度。

17. 萃取陽性品管

(1)每次核酸檢驗皆需帶核酸萃取陽性品管液（extraction positive control, ETPC），以確保核酸萃取試劑組與操作流程的品質。若 ETPC 失效，則該批次實驗需重作。

(2)ETPC製備：將已知之低陽性病毒液或低陽性 plasmid 均勻混合於臨床檢體相似之基質後，需於 2 小時內分裝等量體積的 ETPC 於冷凍小瓶，保存於 -70℃ 冰箱。

18. PCR 機台應設定加密功能或定期查檢其程式是否與操作規範一致，以防程式被更改後影響實驗結果。

19. 分子檢驗項目之品管合格率包含定性與定量，需每月進行審閱品管紀錄並於品管會議中報告異常情形。

(七) 定量方法的內部品管

實驗室內所有的方法皆應該包含內部品管的樣品並用來確效方法（包含試劑及儀器）的結果。內部品管的樣品可以是來自國際性、國家或是地區性經過以前方法驗證過具臨床意義範圍的標準血清或集中血清（pools of sera）。可接受的上下限乃決定於 20 次實驗數據的標準差值（standard deviation, SD）；將每天的所得到的實驗數值畫在 Schwart control charts 或 Levey-Jennings charts 上，運用 Westgard 多

規則品管（Westgard rules）決定該次的實驗的控制組是否通過。以下為執行內部品管之過程：

1. 選擇適當的控制組物質。

2. 在測試 20 次不同的實驗中測試控制組物質。

3. 決定控制組物質的中間值（mean）及 SD。

4. 以 mean、±1SD、±2SD、±3SD 畫出一個控制組的圖。

5. 控制組應在每一次實驗中執行。

6. 以實驗所得到控制組的數值之結果畫圖並運用 Westgard rule 來決定這個方法的有效性控制組物質的特異性抗原或抗體的濃度必須在具臨床意義的範圍內，不可使用強陽性的控制組物質以避免無法發現實驗方法的缺點。另外，亦可利用變異係數（coefficient of variation, CV）來評估操作者或儀器執行這個方法的變異性。

7. 定量核酸之方法需定期將同一批號陽性對照組之結果畫在 Levey-Jennings charts 上計算其 SD 及 CV 值，以確保檢驗之品質。定量品管液之可接受範圍：Mean±2 SD；未測試前，可先行使用製造商所附範圍或待測試收集至少 6 點以上觀察表現（如少於 6 點需說明原因），縮小可接受範圍。Mean 及 SD 之建立原則為：Target mean 可參考製造商之設定，待收集 6 點後再決定是否調整；SD 為 long-term SD 不宜經常更動（其算法為：年度內多次批號時需取最大 CV% 或參照試劑說明書

或 CAP 之 TEa 標準乘以年度檢討當時所使用該次批號或即將使用之新批號的 target mean），將計算值填入並參考廠商數據決定實驗室最終使用的平均值及 SD。

㈥儀器之品管

實驗室的儀器必須進行預防性的保養、檢查以及定期的校正。有些例行的檢查需由實驗室人員執行並記錄於日誌中。以下是對常規實驗室之保養以及在儀器所執行之檢查的一些建議：

1. CO_2 溫箱（CO_2 incubator）：每日由電腦溫度監控或記錄溫度及 CO_2 濃度，每週消毒內部及每兩個月作一次 CO_2 濃度之校正，另外，若有維修，維修後需作CO_2 及溫度校正。

2. 生物安全操作櫃（Biosafety cabinet）：每次使用前後以 1% 維康消毒水清潔工作檯面，記錄壓力表或下吹氣流速度（down flow）及抽氣值（exhaust）；每日使用後應開啟櫃內之 UV 燈。每月應以 1% 維康消毒水清潔工作檯下之檯面；每年請廠商檢查下吹氣流速度、面速度、過濾網（HEPA）洩漏、噪音測試、照明測試、振動測試等，測試結果需符合國際規範之允收標準。

3. 顯微鏡（Microscope）：每日以拭鏡紙沾 95% 酒精清潔鏡頭，每次記錄使用情形。每年由廠商檢查保養調整並檢查燈泡的使用情形。

4. 冰箱及冷凍櫃（Refrigerator and freezer）：需每日記錄溫度或由電腦溫

度監控，並設有冰箱管理表，由人員輪流管理，定期清潔冷凍櫃之濾網。每年檢查壓縮機及冷媒是否足夠。

5. 溫水槽加熱台：每次使用時記錄溫度計溫度與設定溫度。每週清潔內外部。每月更換水槽內 RO 水。

6. 離心機：每月清潔 Rotor、Bucket 和 Chamber。每年定期請廠商檢查馬達、驅動系統、以轉速計校正速度。

7. 高溫高壓滅菌鍋（Autoclaves）：每次使用時檢查溫度是否達到 121°C 及壓力值是否為 1.2 kg/cm^2。定期作生物滅菌指示劑測試。

8. 乾浴槽（Dry bath）：每次使用時應記錄溫度。

9. 酸鹼指示計：每次使用時需檢查一個參考緩衝溶液的酸鹼值是否正確，每個月檢查兩點參考緩衝溶液的酸鹼值是否正確。

10. 熱循環機及即時定量熱循環機：每次使用時應記錄儀器狀況，定期由廠商進行例行保養，測試其升降溫速度及溫度的穩定性。其性能校正需利用已經知道結果陽性檢體進行不同機台間之平行測試，其結果需相同才符合允收標準。

(九)試藥及試劑組品管

試藥及試劑組必須向具聲望的製造商或可信賴的傳送系統之代理商訂購。收貨後，需檢查是否有明顯的破裂或是汙染。數量、來源、批號及收貨日期必須輸入日誌或電腦中，試藥必須依照製造商所要求的溫度保存。當任何新批號的試劑打開，

日期一定要標示在盒子或包裝上，以及進行低陽性檢體的平行測試以確保試劑的效能。必須小心的是，有些試劑中有些成分需在不同的溫度下分開保存，其效期可能會不一樣。實驗室必須參照製造商的指引及所建議的方法進行判讀或解釋。

1. 試劑驗收

收到新試劑時，應先清點數量、外觀、效期（不得短於三個月）、傳送溫度是否正確，並且記錄之；並於外包裝上貼上下述標籤，寫上驗收日期及驗收者。若與驗收標準不符，應退回原廠。依照試劑保存條件放入適當儲存位置。

2. 試劑確效（允收）

進行允收者，必須進行該試劑 package insert 之閱讀並簽名，以確認內容和現行步驟無異，之後將其置於 package insert 放置盒，定期指派專人進行整理並保留前次版本與現行版本。

3. 抗體品管作業

為確保用以鑑定病毒種類之抗體，需先分裝與貯存：如需分裝之抗體應分裝小瓶，標示「名稱」、「Cat. No」、「Lot No」、「效價」、「分裝日期」、「效期」及「分裝者姓名」，並依照 datasheet 之指示貯存。每批新批次（Lot）之抗體收貨後於應盡速以陽性對照組之玻片（control slide）測試效價，並記錄測試結果進行確效。使用中之抗體，也應於定期確效一次，若失效則應更換。

4. 試劑組品管作業

新批號或新進貨試劑操作前除需測試試

劑組之陽性對照組（positive control）、陰性對照組（negative control）外，仍需取前一批號試劑所測得低陽性及陰性各檢體做為平行測試，若結果一致方可允收，以確保試劑傳送品質。

5. 分子檢驗試劑品管作業〔引子（Primers）、探針（probes）等〕

每次操作聚合酶連鎖反應（polymerase chain reaction, PCR）分析檢驗時均需同時執行 positive control 及 negative control 之品管測試，結果均應記錄。實驗室自行合成之引子（primers）、探針（probes），應需以 positive control 及 negative control 進行品管測試及用分光光度計在 260 nm 下測其濃度是否正確。無法通過測試者，視為與允收標準不符，應退回原廠。引子與探針應遵照原廠指示分裝 100 μM 存放，溶於水或溶液配製成 working 濃度後，置於 2-8°C 不可超過 6 個月。每批的自製之陽性對照組（plasmid stock）需進行最低偵測濃度（limit of detection）之測試，取最低偵測濃度之 10 倍作為每次進行實驗之陽性對照組（working）。陽性對照組（plasmid stock）製備後最好存放在 -80°C或更低的溫度中會較穩定。定量分子檢驗新批號之試劑組應以已知濃度之病毒檢體或plasmid做測試，其所測得之濃度與舊試劑組所測得之原始濃度差異不可大於 1.0 log（±0.5 log），方可允收。

㈦臨床病毒方法評估作業

一旦臨床病毒實驗室需引進新的或更換檢驗方法（平台）取代舊方法前需進行不同階段之評估方式以確保新方法檢驗結果之可信度（assay verification and validation），進而確保檢驗品質。一般體外診斷用（IVD）之試劑組或檢驗平台，製造商需負責符合 IVD 所要求之規範，使用實驗室則需查證（verification）其性能，確認體外診斷用試劑組其性能之特徵（performance characteristics）；而臨床實驗室自己所發展home-brewed之方法或平台，需確效（validation）其發展方法之可信度，例如：利用research-use-only或結合不同 IVD 未經製造商做過評估之方法，使用實驗室需做確認的程序。查證（verfication）方法之過程需包含偵測此方法之準確度（accuracy）、精準度（intra and inter-assay 之Precision）之評估，而定量之方法則需再加以線性分析（linearity）。確效（validation）方法之過程需包含偵測此方法之準確度（accuracy）、精準度（intra and inter-assay 之 precision）、靈敏度（sensitivity）、特異性（specificity）之評估；定量之方法亦包含線性（linearity）、測量極限（limit of detection）及干擾物質（interfering substance）之分析。檢驗平台（test system）：指檢驗的結果不是只由一個單一步驟所產生，例如：病毒核酸之結果需經核酸萃取、聚合酶連鎖反應等步驟所完成。

1. 體外診斷用（IVD）之試劑組或檢驗平台之查證方法（Verification）

   （測試檢體的次數及數目請參照CLSI規範或各實驗室的規範進行）

   (1)定性分析：偵測病毒抗體、抗原、核酸之方式相同。為了使評估之流程有效之進行。

   a. Intra-assay (within-run) precision：需要測試陽性對照組、低濃度陽性對照組之檢體。其方式是利用同一次實驗中每一個檢體需做多次重複之結果後再進行分析其 SD 及 CV。

   b. Inter-assay (between-run) precision：需要測試陽性對照組、低濃度陽性對照組之檢體。其方式是利用每個檢體需在多個不同工作天各做一次實驗之結果再進行分析其 SD 及 CV。

   (2)定量分析：假如偵測定量病毒核酸實驗需進行線性分析時，則需將一個陽性對照組檢體重複做至少三個10倍序列稀釋。偵測病毒抗體、抗原、核酸時，需依照下列方式進行：

   a. Intra-assay (within-run) precision：需要測試比定性方法較多個陽性對照組、低濃度陽性對照組之檢體。其方式是利用在同一次實驗中每一個檢體需做多重複之結果後再進行分析其 SD 及 CV。

   b. Inter-assay (between-run) precision：需要測試比定性方法較多個陽性對照組、至少一個低濃度陽性對照組之檢體。其方式是利用每個檢體需在多個不同工作天各做一次實驗之結果再進行分析其 SD 及 CV。

2. 建立偵測病毒核酸 Home-brewed 新方法之一般考量

   (1)要建立一個檢測病毒核酸 home-brewed 的新方法，必須利用基因體序列資料庫（genome sequence database）仔細確認引子（primer）、探針（probe）的序列。所選用的引子、探針的參考資料最好來自具公信力較好之期刊，即使如此，最好還是要將其所發表之序列與基因體序列資料庫做比對。

   (2)所應用之分子技術方法（如：自動化或手工）、偵測的方式、所引用之 internal control（IC），需定量與否都需註明，才能避免錯誤之發生。為了具有較好之特異性，引進探針時做測試是需要的。然而因為放大的過程可能因抑制物之干擾而造成偽陰性，所以每次進行反應時一定要合併 IC 之偵測（IC 可外加或是用 house-keeping gene 如：β-actin、albumin 等來取代）。為了確保整個實驗過程之正確性，IC 應加入檢體中或用一定濃度之 IC 與檢體一起進行核酸萃取。

   (3)一旦以 PCR-based 之核酸偵測方法做定量分析，應避免用 end-point 之分析，而需以 log-phase 之分析來取代。

3. 臨床實驗室所發展 Home-Brewed 之方法之確效（Validation）

   （測試檢體的次數及數目請參照CLSI規範或各實驗室的規範進行）

⑴確認實驗時需測試其可能偵測之檢體種類（例如：血液、拭子、新鮮組織、用蠟包埋之組織等）。

⑵靈敏度分析：需測試至少 25 個陽性檢體、25 個低濃度陽性檢體；如果陽性檢體數不足可以陽性檢體稀釋之。

⑶特異性分析：需測試 100 個真正陰性之檢體，以及可能會產生交叉反應之檢體（包括對同一病毒家族產生抗體陽性、類風濕關節炎之血清、自體抗體陽性之血清）。如果是偵測病毒核酸應包含同一家族之病毒陽性之檢體，因同一家族之病毒可能會因序列相似而產生交叉反應，因此需取同一家族不同種類之高濃度病毒（至少 10^5 $TCID_{50}$/mL 或 10^5 genome equivalents/mL）之核酸進行特異性測試。

⑷定性分析：

a. Intra-assay (within-run) precision：需要測試陽性對照組、低濃度陽性對照組之檢體用來決定。其方式是利用同一次實驗中每一個檢體需做多次重複之結果後再進行分析其 SD 及 CV。

b. Inter-assay (between-run) precision：需要測試陽性對照組、低濃度陽性對照組之檢體用來決定。其方式是利用每個檢體需在多個不同工作天各做一次實驗之結果再進行分析其 SD 及 CV。

⑸定量分析：偵測定量核酸的方法時，則需再加做線性分析，其方式是需分別利用兩個不同天以二個陽性對照組檢體重複做四個 10 倍序列稀釋所得到之結果做線性分析。偵測病毒抗體、抗原、核酸時，需依照下列方式進行：

a. Intra-assay (within-run) precision：需要測試比 IVD 定量的方法還要多個陽性對照組、低濃度陽性對照組之檢體。其方式是利用同一次實驗中每一個檢體需做多重複之結果後再進行分析其 SD 及 CV。

b. Inter-assay (between-run) precision：需要測試比 IVD 定量的方法還要多個陽性對照組及至少一個低濃度陽性對照組之檢體所決定。其方式是利用每個檢體需在多個不同工作天各做一次實驗之結果再進行分析其 SD 及 CV。

⑹Home-brewed 方法經評估完成上線後，所發之報告上應註明此方法之 diagnostic sensitivity、specificity、線性範圍（linear range）、測量極限（limit of detection）等。

4. 病毒培養使用新細胞株前之確認方法
經由細胞分離出病毒之技術是很難去標準化的，因此如何確效（validation）變成是特別的苛求的過程。

⑴首先細胞株之選擇是否合適是必須被測試的，因此當開始使用一種新的細胞株來分離臨床檢體之病毒前，此細胞株需用兩種已經定量之不同濃度的標準病毒株或臨床病毒株測試其感受

度（susceptibility）。其做法為將病毒Titration完後使用之病毒濃度需要0.1 M.O.I 或 1 個 TCID 50（positive）及 0.01 M.O.I 或 0.1 個 TCID 50（low positive）之病毒做新細胞株感受性之測試。其試驗必須分三天做三重複再計算其感受度。

(2)靈敏度則是用 20 個臨床病毒株在新舊細胞株同時生長之情形所決定。

(3)測試期間細胞的生長情形、培養基及胎牛血清之批號皆要詳實記錄。

5. 新方法測試結果之允收標準

為確保新方法可信度而設立其測試結果之允收標準。

(1)定性方面：若標準品不易取得準確度可不做，其他之結果需與參考文獻或是原廠之測試結果為標準做比較：準確度、精準度需 > 90% 之一致性（差異不得大於 10%），diagnostic 靈敏度及特異性不可小於 85%。

(2)定量方面，除了需要進行定性方面所要求之分析外，另外，還需做高濃度及低濃度陽性對照組之精準度以及線性方面的分析。以上之結果需與參考文獻或是原廠之測試結果為標準做比較，其差異不得大於 10%（需 > 90% 之一致性），兩方法比較之回歸分析之 $r^2 > 0.9$。

(3)評估報告中需含以上(1)及(2)之數據及分析過程，並附上通過外部品管之結果；如果沒有外部品管則需參加實驗室間比對（需選擇與目前所評估方法相同之實驗室做比對），評估報告需

審核通過後方能上線提供臨床服務。

(4)定量核酸評估報告之允收標準：依據通過美國 FDA（Food and Drug Administration）或台灣衛生福利部食品藥物管理署（Food and Drug Administration, MOHW）認可之試劑說明書允收標準之要求。

四、實例演練

(一)細胞敏感性測試

進行內部品管時需監控使用於臨床病毒培養之細胞對病毒的敏感性，因此在不同種的細胞放入已經序列稀釋好已知濃度之病毒液培養約一週，觀察其可以感染細胞的最小濃度，根據標準作業程序，每組病毒濃度皆會做十重複，因此可依此計算出 TCID50（能讓 50% 培養之細胞產生 CPE 的病毒量）之濃度。若本次實驗之病毒 TCID50 的濃度大於原始濃度 > 0.7 log，細胞則需丟棄應再重新解凍新的細胞培養進行敏感性測試，直到合乎允收標準才可用於臨床檢驗。

(二)核酸檢測結果呈現定量內部品管無效結果（QS invalid）

A、B 病人的 HBV 核酸病毒量之測定的結果皆為 QS（quantitated standard）無效（invalid）。檢查 A 病人的原始數據 HBV 的放大曲線未升高、QS（相當於internal control）的放大曲線也未升高，由此結果可判定 HBV 未被偵測到的原因是檢體內有抑制物，因此可將檢體進行稀釋或重新

採檢再檢驗。B 病人的原始數據為 HBV 的放大曲線在很小的 cycle 數便升高、QS（相當於 internal control）的放大曲線卻未升高，此結果乃因 B 病人血液內HBV的濃度太高超過該方法的線性範圍，由於 QS 與 HBV 共用引子所產生競爭性抑制的效果，所以將檢體稀釋再重測便可得到其真正的數值。

參考文獻

1. Wallace P and McCulloch E. Quality Assurance in the Clinical Virology Laboratory. *Encyclopedia of Virology* 2021 Mar: 64-81.

2. CLSI. Quantitative Molecular methods for Infectious Diseases; Approved Guideline-Second Edition. CLSI document MM06-A2. Wayne, PA: Clinical and Laboratory Standards Institute; 2010.

3. CLSI. Viral culture; Approved guideline. CLSI document M41-A. Wayne, PA: Clinical and Laboratory Standards Institute; 2006.

4. Espy MJ, Uhl JR, Sloan LM, Buckwalter SP, Jones MF, Vetter EA, Yao JDC, Wengenack NL, Rosenblatt JE, Cockerill III FR, Smith TF. Real-time PCR in clinical microbiology: applications for routine laboratory testing. *Clin Microbiol Rev* 2006; 19: 165-256.

5. Kessler HH, Raggam RB. Quality assurance and quality control in the routine molecular diagnostic laboratory for infectious diseases. *Clin Chem Lab Med* 2012; 50: 1153-9.

6. Public Health England. (2013). Quality Assurance in the Diagnostic Virology and Serology Laboratory. UK Standards for Microbiology Investigations. Q 2 Issue 6.2. http://www.hpa.org.uk/SMI/pdf.）

7. Rabenau HF, Kessler HH, Kortenbusch M, Steinhorst A, Raggam RB, Berger A. Verfication and validation of diagnostic laboratory tests in clinical virology. *J Clin Virol* 2007; 40: 93-8.

8. Shahsiah R, Nili F, Ardalan, FA, Pourgholi F, Borumand MA. Application of quality control planning methods for the improvement of a quantitative molecular assay. *J Virol Methods* 2013; 193: 683-6.

9. Tibbets MW, Gomez R, Kannangai R, Sridharan G. Total quality management in clinical virology laboratories. *Indian J Med Microbiol* 2006; 24: 258-62.

學習評估

1. 病毒實驗室可以與微生物實驗室共用空間嗎？（答案見三、㈠）

2. 不同種類的病毒檢體需要先用什麼方式處理再進行培養？（答案見三、㈯）

3. 含不同濃度胎牛血清的培養基有什麼用途？（答案見三、㈭）

4. 在傳統的病毒培養會選擇陽性對照組還是陰性對照組或兩者都需要一起與檢體培養？（答案見三、㈯）

5. 細胞的培養基需進行無菌測試再使用嗎？細胞的取得需要取得哪些證明文件？（答案見三、㈮）

6. 要避免檢體中病毒核酸被破壞造成偽陰性之結果，在檢體採集、傳送及核酸萃取時分別要注意哪些因素？核酸檢測中，常見的檢體內的抑制物有哪些？（答案見三、㈯）

7. 測量極限（limit of detection, LOD）是指大於多少 % 的檢體可偵測到的最小濃度？（答案見三、㈰）

8. 外部品質保證及內部品質保證如何進行？（答案見三、㈪）

9. 試劑品管中的驗收及確效有何不同？（答案見三、㈫）

10. 在新方法評估時，查證（verification）和確認（validation）有何不同？（答案見三、㈬）

第八章　醫學分子檢驗實驗室的品質管理
（Quality Management in Molecular Diagnostic Laboratory）

黃温雅、陳怡伶、楊淑清、陳菀莉

內容大綱

分子檢驗實驗室空間規劃

分子檢驗實驗室試劑品管

分子檢驗實驗室儀器設備品管

分子檢驗實驗室環境品管

分子檢驗實驗室實驗流程品管

分子檢驗實驗室內部品管

分子檢驗實驗室外部品管

學習目標

1. 了解分子檢驗實驗室的品管原則及特殊性

2. 了解分子檢驗實驗室的空間規劃

3. 了解分生實驗試劑的品管操作原則

4. 了解分子檢驗實驗室儀器設備品管原則及方法

5. 了解分子檢驗實驗室環境品管原則

6. 了解分子檢驗實驗室的外部品管流程

7. 了解分子檢驗實驗室的內部品管流程

8. 了解分子檢驗實驗室外部品管方法及人員訓練

一、前言

　　醫學分子檢驗乃指針對臨床檢體進行核酸的分析及檢查。分子檢驗是現今發展最蓬勃的檢驗領域，應用的範圍也越來越廣，已廣泛應用於感染症，癌症及遺傳病等疾病領域。這些分析可應用於病原體的檢查、診斷、分型，以及評估疾病預後及治療成效。隨著分子生物學技術的不斷進步，分子檢驗的方法也隨之日益更新。這些變化使得基因檢驗的檢體更多變化，從傳統的病理組織拓展到血液唾液尿液等，分析的基因型式也包括 DNA 及較困難保存的 RNA。更重要的是，越來越多的檢驗方法由定性改為定量，提供更精確的檢測結果。

　　品質管制是關乎檢驗結果可信度最重要的把關機制，是醫檢領域不可或缺的一環。分子診斷是新興的醫檢領域，相關技術發展快速，不斷更新，因此品管的標準及規範也須隨之變動更新，才能符合各種新檢驗技術的需求。與其他的醫學檢驗實驗室一致，分子診斷實驗室所遵循的品管指標乃是 International Standard Organization（ISO）所制定專門適用於醫學實驗室的品管規範 15189 條文。本章節將主要針對具分子檢驗特殊性的各項品管原則加以整理並說明，並提供各項品管流程實例以助讀者理解吸收其內容[1-3]。

　　此外，臨床的檢驗需求與檢體的內容，常常五花八門，甚至是極罕見的特殊狀況，未必市場有相關的商品試劑組。因此，實驗室開發檢測與服務（Laboratory Developed Tests and Services, LDTs），也就是指實驗室使用自行建立的檢測方法，運用在臨床檢體的檢測，其結果直接或間接應用於醫療目的方式因應而生。實驗室面臨臨床的迫切需求，必須仰賴實驗室採用一些新興的分生技術來解決。當實驗室準備建立完善的品質管理系統，多半會參考 CLIA、CAP、ISO17025、ISO15189 等實驗室認證的品質系統。無論是醫院或生技公司自行開發的檢測，建議都應遵循上述相關之規範。本章節也會介紹 LDTs 之品質管制供大家參考。

二、空間規劃

　　分子檢驗實驗室是所有檢驗實驗室中對空間規劃要求最嚴格的。分子診斷最常用到的技術為聚合酶連鎖反應（polymerase chain reaction, PCR），主要原理是利用於高溫極度穩定的DNA聚合酶進行基因放大的實驗，以便偵測基因的形式或變化。此類實驗對環境中的核酸汙染非常敏感極易造成偽陽性結果，因此實驗室環境及空間的規劃非常重要[4]。

(一)空間規劃原則

　　依 ISO15189 條文，分子檢驗實驗室應包含最少三個獨立的工作區域：核酸放大前（pre-PCR）區，核酸放大（PCR）區，以及核酸放大後（post-PCR）區三個區域[5]。此三個區域的空調系統應彼此獨立而不對流，以避免核酸由一個區域傳遞至另一區域。人員行走的動線也應嚴格遵

守由分析前區到分析區再到後分析區的原則。以下為對此三區域的說明：

1. 核酸放大前（pre-PCR）區域：此區域主要進行檢體前處理及試劑的配製。此區域應分隔為兩個獨立空間，一為檢體處理（sample preparation）空間，進行檢體前處理或離心，以及核酸萃取等步驟；另一為試劑配製（reagent preparation）空間，進行核酸引子、聚合酶、單核苷酸、去離子水等試劑等的分裝及混合配製。此二區域不可交錯一起，也不可從其中一區直接進入另一區，以避免將檢體汙染到未進行反應的試劑。若因實驗室的空間不足，無法將此二區域完全分隔，也應分別設立生物安全操作櫃（biological safety cabinet），在不同的操作櫃內進行檢體處理及試劑配製及這兩個程序[6]。最後，須再到另一獨立的空間或生物安全櫃進行檢體與試劑的混合，使得檢體中的基因模版（template）與 PCR 試劑充分混合，進行基因放大反應。

2. 核酸放大（PCR）區域：此區域主要為分子檢驗機台區，常使用的有 PCR 機台、即時 PCR（real-time PCR）機台、及 high-resolution melting curve 分析機台等。

3. 核酸放大後（post-PCR）區域：此區又稱為分析區（analysis area），進行核酸反應後產物的分析。一般常見的有洋菜膠電泳（gel electrophoresis）、照相分析系統、核酸定序儀（DNA sequencer）、high-resolution melting curve及次世代定序儀等實驗結果分析儀器。

㈡巢式 PCR（nested PCR）區

除了上述三個實驗區域外，許多分子檢驗實驗室也另設立一個巢式 PCR（nested PCR）區域。Nested PCR 乃是將第一次 PCR 的產物再加入新的 PCR 引子及聚合酶酵素等進行第二次的核酸放大。這個方法可有效提高核酸檢測的敏感性（sensitivity），也可藉由獨立設計的前後兩組 PCR 引子來確認被放大基因的特異性（specificity）。然由於nested PCR是將已經放大一次的核酸產物作為 PCR template，通常template 的核酸的濃度已非常高，極易造成核酸汙染至一般的 PCR 反應中，因此 nested PCR 的操作需與一般 PCR 分開。理想的設計是將之置於另一單獨房間，且不可直接由 nested PCR 區域行進至一般 PCR 區域。

大體而言，放大前（pre-PCR）區域是對汙染最敏感的區域，切忌外來核酸或微生物汙染了 PCR 試劑而造成偽陽性（false positive）的結果，因此應設置正壓前室（anteroom），有效隔絕外來汙染物質進入此區。放大後（post-PCR）區則是進行放大後產物的分析，切忌高濃度的核酸產物隨著空氣流動飄至 pre-PCR 區而汙染了其它 PCR 反應，因此此區應設置負壓前室，確保放大後的核酸不致釋出[7]。此外，不同區域的空調系統應是彼此獨立的，通風系統應避免互相流通，已確保汙染物不會藉由空調系統傳遞。

㈢人員進出不同實驗區域的準則

在分子診斷實驗室中，人員的行進方

向應謹守由 pre-PCR 區到 post-PCR 區的單方向（one-way）原則，不可混淆。進出不同區域應更換手套及穿著不同的實驗衣，以避免汙染物附著在實驗衣上隨之傳播。一般常見的是會選擇不同款式或不同顏色的實驗衣加以區分。

(四)完整分生實驗室之規劃範例（圖 8-1 及 8-2）[7]

A 區：檢體準備室（Sample Preparation Room）：進行簽收檢體以及萃取 DNA 及 RNA 的區域。DNA 萃取及 RNA 萃取分別於兩個生物安全操作櫃中進行。

B 區：Pre-PCR 處理區（Pre-PCR Room）：試劑分裝處理的空間，必須絕對乾淨。考慮人員操作之順暢，如果空間有限，可利用「紫外線循環操作台」區分獨立操作以及當作區隔之用。

C 區：PCR 反應區（PCR Room）：所有 PCR 機台集中於此區，切忌在此區域打開任何 PCR 反應管。PCR 產物可以暫存於小冰箱，或用傳遞箱傳遞至「PCR 產物分析室」進行分析。

D/E/G/I 區：PCR 產物分析室（Post-PCR Room），包括電泳分析區（Electro-phoresis Room）（D）、儀器分析區（Equipment Room）（E）、質體處理區（Cloning Room）（G），以及影像處理室（Image Processing Room）（I）。所有的 PCR 產物都必須集中於此區。除非需要進行巢式 PCR（Nested-PCR），否則所有產物均不得離開該區。

N 區：PCR 增幅後處理區（Nested-PCR Room），進行巢式聚合酶連鎖反應實驗的區域。

F 區：報告處理室（Report Processing Room），整理實驗相關紀錄的區域。

(五)動線規劃範例（圖 8-1 及 8-2）

1. 一般 PCR 動線（圖 8-1）：檢體萃取核酸（DNA 或 RNA）後，利用傳遞箱送至「Pre-PCR 區」。在與 PCR 試劑混合之後，依箭頭方向離開該區至「PCR 反應區」。雙向箭頭代表可以雙向行走，單向箭頭即為單一方向，不能逆向行走回「Pre-PCR 區」，避免汙染該區。進行完 PCR 之後，PCR 產物利用傳遞箱接著進入「PCR 產物分析室」，接著進行電泳分析或定序分析，最後返回報告處理室分析實驗結果並整理相關紀錄。

2. 巢式聚合酶連鎖反應動線（圖 8-2）：倘若一次 PCR 即可獲得足夠的產物進行分析判定，應盡量避免進行巢式聚合酶連鎖反應。巢式聚合酶連鎖反應放大雖可增加檢測的靈敏度（sensitivity），但也會讓實驗室暴露於汙染的風險[9]。當實驗室人員進行該步驟，必須特別小心謹慎。避免巢式聚合酶連鎖反應汙染實驗室的原則：巢式聚合酶連鎖反應的所有試劑，都在「Pre-PCR 區」配製，人員將配製好的試劑，直接分裝到 PCR 反應管中，帶到「PCR 增幅後處理區」。另外將第一次擴增的 PCR 產物由「PCR 反應區」帶到「PCR增幅後處理區」。在該區的操作櫃中，只加

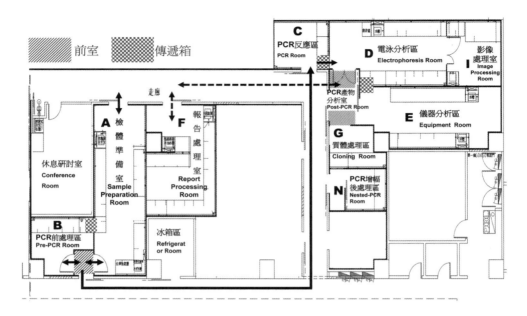

圖 8-1 一般 PCR 動線規劃：A→B→C→（D or E）→I→F。黑色實線箭頭代表實驗動線，黑色虛線箭頭代表報告處理之動線。雙向箭頭代表可以雙向行走，單向箭頭代表箭頭方向即爲遵行方向，不能逆向行走。

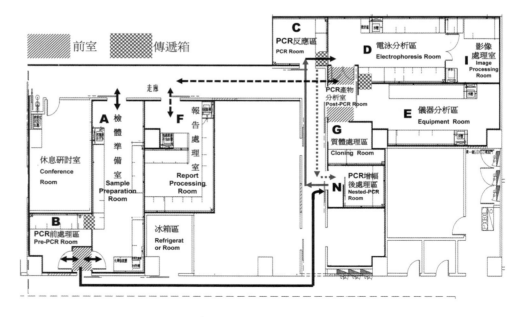

圖 8-2 巢式聚合酶連鎖反應（Nested-PCR）。實驗動線：試劑（黑色實線）動線：A→B→N。First-PCR 產物（有色虛線）動線：C→N。兩者在N區混合後，依照規劃遵循PCR混合物（有色實線）實驗動線。雙向箭頭代表可以雙向行走，單向箭頭即爲單一方向，不能逆向行走。

入第一次擴增的 PCR 產物，之後緊閉
PCR 反應管立即進入「PCR 反應區」
進行 PCR 上機反應。進行完巢式聚合
酶連鎖反應之後，PCR 產物利用傳遞
箱接著進入「PCR 產物分析室」，接
著進行電泳分析或定序分析。最後返回
報告處理室分析實驗結果並整理相關紀
錄。

三、試劑品管

(一)體外診斷（In vitro diagnosis, IVD）試劑套組與實驗室設計試驗（Laboratory designed tests, LDT）

依衛生福利部查驗登記的規範，臨床
檢驗試劑皆應屬體外診斷（in vitro diagnosis,
IVD）試劑等級，屬廠商研製的檢驗套組
（kit）。然而，由於目前許多的分子檢測
項目尚未有 IVD 的檢驗套組，許多的分子
診斷試劑仍採用實驗室自行設計的PCR引
子等來進行反應，稱為laboratory designed
tests（LDT）。IVD 與 LDT 類的檢驗試劑
需遵循不同的品管流程及標準，詳述於
後[10]。

商業試劑套組（commercial kits）需
經由嚴謹驗證，才運用於臨床檢驗。測
試內容會依照其方法學的敏感度及特異
性訂定判讀的閾值（cut-off value），實
驗室需依照試劑規範的判讀標準進行判
讀。但臨床常有些特殊狀況無法以試劑套
組的結果即發出報告，需搭配其他發法
學確認才能有完整的結果。舉例：EGFR

Real-time PCR 試劑套組為例，其結果會
呈現下列幾種情形：(1)真擴增反應（true
amplification）：標的試驗（target assay）
呈現真擴增反應（圖 8-11 A）其 Ct 值與對
照試驗（control assay）之 Ct 值相減後，
其 ΔCt 落再試劑規範的閾值中，則判定
為突變型（mutant type）；(2)非擴增反應
（no amplification）：標的試驗出現完全平
坦的底線（flat baseline）（圖 8-11 C），
判定為野生型（wild type）；(3)線性擴增
（linear amplification）：標的試驗出現螢
光線性擴增的直線（圖 8-11 D），判定為
野生型；(4)模棱兩可（equivocal）：標的
試驗在較晚週期（cycle）出現一向上的
曲線，但未達閾值（圖 8-11 B），因此依
照試劑規範需判定為野生型，但其可能
因某些原因而有偽陰性（false negative）
的可能，因此而判定為模棱兩可。以該
試劑套組為例，造成模棱兩可的原因可
能為：(1)試劑無法測定之型別（圖 8-12
A）：新發現的突變型別，未包含於試劑
套組設計中；(2)低於試劑偵測極限（limit
of detection; LOD）（圖 8-12 B）：突變比
例極低，可能未達試劑之偵測極限。由上
述經驗得知，商業試劑套組雖然經過嚴格
的測試才運用於臨床，但仍有潛在不足
之處，遇此情況，運用其他方法（direct
sequencing）或更敏感的方法（PNA-
sequencing）（圖 8-12）加以驗證，由其
必要性及重要意義。

(二)分子檢驗實驗室試劑管理原則

分子檢驗實驗室中所使用的一般性試

劑的管理方式原則與其他的檢驗領域大約一致，在此不加贅述。然而相較於其他領域檢驗室，分子檢驗實驗室的試劑管理及保存需特別注意以下兩點：(1)確保核酸分子的穩定及品質；(2)避免汙染[11]。以下加以說明：

1. 核酸分子的穩定及品質：分子診斷實驗室最常用的試劑就是 PCR 引子。PCR 引子是單股的寡核苷酸分子，結構極不穩定，且對溫度極為敏感，需保存在 -20°C 以下的冷凍櫃中，長久保存則以 -80°C 為佳。此外，也應避免同一管引子重複解凍多次，否則易造成其結構不穩定而降解。因此建議一批新的引子允收後，立即分裝成小管放入 -80°C 冷凍櫃中存放，僅將最近期使用的一管存於 -20°C。同一管 PCR 引子應確保重複解凍不超過三次，若使用三次後仍有剩餘的引子溶液留於管內，也應予以丟棄。此外，用於配製及稀釋引子的純水也應採用購自分生試劑廠商生產的分生等級去離子水（de-ionized ddH$_2$O），因其中可保證不含DNA或RNA降解酶，得以保持核酸穩定。

   除了 PCR 引子外，另一類很重要的核酸試劑就是分子檢驗項目中所使用的正對照（positive control）及負對照（negative control）核酸。正／負對照組就是類似待檢基因的核酸模版，且已知確定應該得到正／負實驗結果，因此被運用來測試每次實驗的準確性。一般而言，IVD 檢測套組大多有提供陽性對照於套組內，可直接取用。而實驗室自行發展的 LDT 項目則需尋求適合的正對照組，通常使用的是先前呈現負檢驗結果的臨床檢體經保留下來以供使用。由於這些保留下來的檢體將被作為評估之後的實驗是否成功的依據，因此這些對照組檢體的保存相形而言就更加重要。因此建議這些陽性對照組核酸比照前述 PCR 引子的保存方式，進行小管分裝，並置於 -80°C 冷凍櫃中。

2. 避免汙染：分子檢驗試劑的存放應嚴格遵守分區原則，以避免汙染。檢體前處理區，試劑分裝／混合區，PCR 產物分析區，巢式 PCR 區等，不同區域所使用到的試劑皆需分別存放於不同的空間或冰箱，不可混合在一起。所有各自區域所使用的儀器如微量滴管及試管架等，皆不可移至另一區域使用。

(三)分子檢驗試劑庫存與評估

1. IVD 試劑套組庫存：目前分子檢驗常使用的 IVD 套組大部分購自國外診斷試劑廠商，下單訂購及進貨過程較為繁複且曠長，通常需要耗時一個月左右等待進貨，因此應隨時在實驗室保存足夠的庫存量。實驗室應建立一套完善的試劑庫存管理系統，每次取用一個新的套組加以登記管控，及時下單訂購新的試劑，以避免發生短缺而影響檢驗報告時效。

2. 新試劑評估：每一批新的試劑進貨時皆需檢查是否與前一批試劑屬於同一批號（Lot）。若與前一批試劑不屬於同一批號，則需進行新／舊批號試劑的平行

測試，確認新的試劑的品質方可允收。再者，當廠商提供新品試劑能夠改善目前檢驗品質、節省檢驗成本或人力、提高檢驗的準確度，實驗室則可以考慮進行新試劑評估。廠商提供新的試劑，可與現有的試劑進行平行測試，並填寫「試劑之平行測試紀錄表」。

3. 新試劑允收流程範例：新試劑允收需確實紀錄並填寫「內部品管紀錄表」（圖8-3），並在「試劑請購與驗收紀錄表」紀錄日期，以便日後追蹤。在此舉例以下兩種情形：

(1)新試劑入庫確效：針對試劑運送溫度及外觀允收，運送溫度於該試劑保存之溫度，且外觀無破損，即可允收。

(2)針對試劑效能允收：核酸萃取試劑是分生實驗之關鍵，建議在試劑組入庫後，挑選相同檢體、不同批次之試劑組進行測試。初步可觀察萃取核酸的濃度、比值等資料。後續可以利用 quality test 進行核酸品質確認。試劑組則常會利用正對照組（positive control）進行測試，確認試劑效能。舉例：EGFR Real-time PCR Kit 中含八管試劑（master mix），利用試劑中所提供之正對照組（PC）進行檢測，當 PC 通過所有特異性反應的允收標準（T790M、Deletion、L858R、L861Q、G719X、S768I、Insertion）才能進行臨床檢體檢測（圖 8-3）[12]。如檢測結果未通過允收標準，也需留下「內部品管紀錄表」之測試紀錄，進行後續檢討。

(3)新批號「內部品管紀錄表」：當廠商的試劑批號更換時，必須利用檢體或廠商提供之 control DNA（對照組 DNA；已知基因型別）進行新舊批號之平行測試，確認結果呈現一致，才能夠進行臨床檢體檢測。舉例：HLA Typing 檢驗，由批號 worksheet 003V6 更新為 004V1。必須利用 control DNA 進行新舊批號試劑組測試，確認新批號之結果與舊批號之結果相符，方能進行轉換並操作臨床檢體（圖 8-4）。

四、儀器設備

(一)分子檢驗儀器品管通則

分生的儀器設備與其他檢驗單位相同，必須建立「儀器設備清冊」，每年底更新資料一次，定期審查。且年底應填報「儀器設備維護年度計劃表」制定各儀器保養之執行頻率、執行月份與負責人員。執行月份時間到時，負責人員需聯絡廠商，安排維護保養事宜。更別忘記維護保養後的儀器也需要進行允收，才能夠讓其他人員使用[13]。以下列出儀器設備之通則：

1. 每台儀器應將儀器定期維護日期、維護期限、操作人員等資料，整合歸檔在「儀器資料」資料夾。

2. 儀器相關表單

(1)性能與校正紀錄：年度檢查、溫度校正等定期測試，應填寫「儀器設備性能／校驗紀錄表」。「儀器設備性能

| 表單編號：xxx-xx-xxxxx-xx | 內部品管紀錄表 | 修訂日期：xx 年 xx 月 xx 日 |

操作日期：103 年 05 月 30 日

1. 試劑資料

測試試劑名稱	therascreen® EGFR RGQ PCR kit
	REF870111
廠牌	Qiagen
批號(Lot #)	3480365
測試日期	1030530
濃度	無
備註	1030529 入庫

2. 檢測項目：EGFR Exon18-21 mutation analysis

   檢測方法： Real-time PCR

   圖檔： 無

   各管 PC 的 delta Ct 皆落於 Criteria 之內，因此允收。

   Quantitation Report
   Experiment Information

Run Name	EGFR RGQ PCR Kit 2014-05-30_xxxxxxxxxxxxx
Run Start	2014/5/30 下午 03:07:30
Run Finish	2014/5/30 下午 05:09:13
Operator	
Notes	
Run On Software Version	Rotor-Gene 2.1.0.9
Run Signature	The Run Signature is valid.
Gain Green	8
Gain Yellow	5.33

   Quantitation data for Cycling A(from 18).Green

No.	Colour	Name	Ct	Assay	
25		PC	28.57	28.57	
No.	Colour	Name	Ct	Assay	delta Ct	Criteria
26		PC	29.06	T790M	0.49	-2.88 to 3.01
27		PC	28.18	Deletion	-0.39	-6.71 to 4.16
28		PC	28.11	L858R	-0.47	-2.41 to 0.9
29		PC	26.5	L861Q	-2.07	-4.61 to 1.48
30		PC	27.53	G719X	-1.04	-2.89 to 1.63
31		PC	27.91	S768I	-0.66	-3.37 to 2.31
32		PC	28.58	Insertion	0.01	-2.93 to 1.28

3. 測試結果評估：

   測試結果：■合格 □不合格

圖 8-3　內部品管紀錄表範例。新進貨之試劑 EGFR RGQ PCR Kit 進行陽性對照組（PC）的測試之記錄。參考：國立成功大學醫學院附設醫院 病理部分子診斷組「試劑管理作業規範」（GOP-MD-06001）（2014）。

舊批號試劑組 worksheet 003V6

Institution
Laboratory
Report

Sample ID	: 13TY0373
Patient ID	:
Name	:
Gender	:
Kit name	: Morgan HLA SSP ABCDRDQ
Kit Lot#	:
Kit S/N	: ABCDRDQ_003 V6
Code	: db_2011/01
Printed Date	: 2013/12/31

Summary: (Genotype [SeroType])
```
A       A*11||A*11 [A11,Null,-||A11
        ,-]
B       B*27||B*40 [B27,Null,-||B60
        (40),Null,-]
C       C*07||C*12 [Cw7,Null,-||-]
DQB1    DQB1*03||DQB1*03 [DQ7(3),DQ
        8(3),-||DQ7(3),DQ8(3),-]
DRB1    DRB1*12||DRB1*12 [DR12(5),N
        ull,-,DR52,-||DR12(5),-,DR5
        2,-]
```

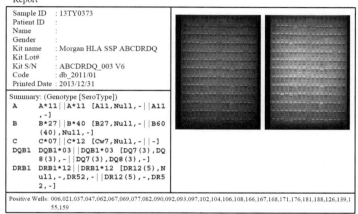

Positive Wells: 006,021,037,047,062,067,069,077,082,090,092,093,097,102,104,106,108,166,167,168,171,176,181,188,126,139,155,159

新批號試劑組 worksheet 004V1

Institution
Laboratory
Report

Sample ID	: 13TY0373_004V1
Patient ID	:
Name	:
Gender	:
Kit name	: Morgan HLA SSP ABCDRDQ
Kit Lot#	:
Kit S/N	: ABCDRDQ_004 V1
Code	: db_2011/01
Printed Date	: 2014/07/01

Summary: (Genotype [SeroType])
```
A       A*11||A*11 [A11,Null,-||A11
        ,-]
B       B*27||B*40 [B27,Null,-||B60
        (40),Null,-]
C       C*07||C*12 [Cw7,Null,-||-]
DQB1    DQB1*03||DQB1*03 [DQ7(3),DQ
        8(3),-||DQ7(3),DQ8(3),-]
DRB1    DRB1*12||DRB1*12 [DR12(5),N
        ull,-,DR52,-||DR12(5),-,DR5
        2,-]
```

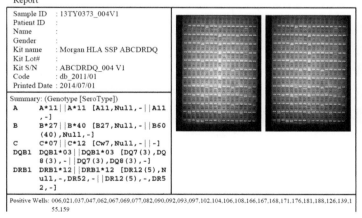

Positive Wells: 006,021,037,047,062,067,069,077,082,090,092,093,097,102,104,106,108,166,167,168,171,176,181,188,126,139,155,159

圖 8-4　新批號試劑「內部品管紀錄表」。以 HLA Typing 檢驗為範例，進行新舊批號試劑組之平行測試。參考：國立成功大學醫學院附設醫院　病理部分子診斷組「試劑管理作業規範」（GOP-MD-06001）（2014）。

／校驗紀錄表」歸檔在實驗室資料夾。

(2)維護保養紀錄：可依儀器使用頻率填寫「儀器維護／保養紀錄表」。

(3)每台儀器須貼有儀器狀態標籤；維修或停用都必須有適當標示。屬於研究用儀器，在儀器上張貼有「研究用」字樣。

(4)儀器異常時：立即張貼「停用」之儀器狀態標籤，避免人員誤用。

(5)待修理、異常原因處理完畢，必須依照允收標準再次校正與查驗，並將校正與查驗結果填寫在「儀器設備性能／校驗紀錄表」，而廠商的紀錄表單可作為附件。「儀器設備性能／校正紀錄表」歸檔在各儀器資料夾。

(6)新購入的儀器依照「儀器設備驗收查核表」進行點收、安裝、功能測試、產品測試等程序並紀錄之。新購入儀器設備之管理來執行。「儀器設備驗收查核表」歸檔在實驗室儀器資料夾。

(7)儀器資料管理：每部儀器均設有資料夾，整理存放該儀器之校正、維護、維修、品管等相關資料，資料夾內容包含：

a. 「儀器設備驗收查核表」：新購入之儀器設備，必須先進行內容點收、安裝、操作與性能測試等程序，測試完成記錄在「儀器設備驗收查核表」。

b. 「儀器設備性能／校驗紀錄表」：清楚記載儀器固定保養項目或其他異常維護項目。

c. 「儀器維護／保養紀錄表」：應由單位主管定期簽閱。

(二)分子檢驗儀器品管範例，以 PCR 反應機台為範例

1. 為避免 PCR 儀器的耗損，所有 PCR 反應的最後步驟，最好設定在室溫（12°C）。終止 PCR 程式時，反應槽底部的熱氣會往上升，因此要立刻將 PCR 產物拿出來以免受到熱氣高溫影響。平時需保持機器外部及樣品基座周圍擦拭乾淨。機器周邊設備若電壓不穩定時，必須考慮加裝穩壓器，有助於 PCR 儀器之正常運作。

2. 機台之保養維護：一年至少一次，定期進行 PCR 儀器溫度與時間校正。可藉由 6 點不同溫度點、15 組量測點（well），評估 PCR 儀器的均勻性查驗（verification），校準結果必須落在 PCR 儀器規範的範圍內，如：加熱塊之溫度準確度（block temperature accuracy）差異在 ± 0.25°C；溫度非均一性（the temperature non-uniformity test）測試溫度結果與實際溫度差異在 ±1°C（資料出處為 9800 specifications）（圖8-5）[14]。

3. PCR 儀器溫度控制之穩定性：實驗室可以利用 RAPD（random amplified polymorphic DNA analyses）來進行 PCR 機台間之每個well溫度控制，至少一年一次，以確保操作臨床檢驗項目時，PCR 之 96 well 之穩定性。為確保 PCR 儀器間臨床檢驗的相關性，建議實驗室

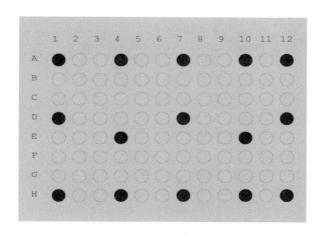

圖 8-5　PCR 儀器溫度與時間校正。量測 1A、4A、7A、10A、12A、1D、7D、12D、4E、10E、1H、4H、7H、10H、12H 等 15 組量測點（well），即時測量 95℃、90℃、70℃、60℃、50℃、30℃等 6 點不同溫度點，模擬一般 PCR 反應。

每半年進行臨床檢驗項目的機台相關性評估。當儀器發生異常，必須執行嚴格監控儀器狀態，包括執行對溫度較敏感的 PCR 項目檢驗，達到監控儀器溫度的目的。

RAPD 試驗原理乃是利用 PCR 反應效率對溫度的高敏感性，將 PCR 反應的 annealing temperature 設定在接近反應臨界點的 40℃ 低溫，以長度為 12-mer 的低特異性 PCR 引子來進行 PCR 反應，並檢測 PCR 反應效率[15]。藉由偵測檢體 DNA 的增幅反應即可得知每個wells溫度控制情形是否良好。基本上，當 PCR 儀器狀況良好時，可獲得 PCR 產物，除了主產物（core band）以外，還有許多次要的 bands（圖 8-6A）。當 PCR 的反應槽出現異常，則可能產物微弱或完全沒有 PCR 產物（圖 8-6B）。

4. 機台程式審核：任何人員均可能更動 PCR 機台的內建程式或設定溫度，導致後續實驗發生問題。因此，實驗室應定期抽驗 PCR 機台內的設定溫度，是否與當時實驗設定溫度一致，並留下紀錄（圖 8-7）。

5. PCR 機台相關性評估：同一檢驗項目在不同PCR儀器進行時，需進行機台相關性評估，可以確保檢驗項目之間得一致性。透過 PCR 儀器限定操作臨床檢驗項目，當實驗室自行合成的引子，可以進行 Limit of Detection（LoD）的測試，評估方法可使用檢驗項目的最低敏感度上一層之檢體進行實驗，如：白血病融合基因檢驗（p190）sensitivity 為 10^2 copies，則拿 10^3 copies 之 plasmid 檢體進行評估，或以臨床檢體、細胞株（PC）及 NC 進行評估，不同機台平測結果或敏感度須達一致情況，方可允收（圖 8-8）。當機台結果或敏感度無法

A

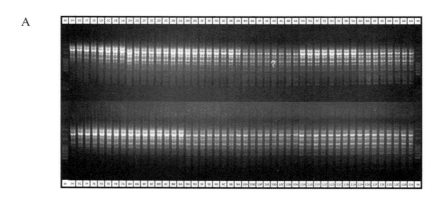

B

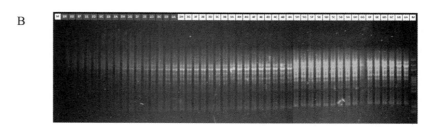

圖 8-6　RAPD 測試結果範例。A. PCR 的反應槽良好，96 wells 皆可獲得 PCR 主產物（core band），故此 PCR 儀器通過允收。B. PCR 的反應槽出現異常，1A~1H、2A~2H 無獲得 PCR 主產物（core band），故此儀器無法通過允收[12]。

達到一致時，須由另一人再次操作，排除人為因素，若還是無法達到一致，需提出檢討。

五、環境

分子檢驗實驗室的環境維護及安全規範大部分與其他檢驗室相同，在此不加贅述。僅就分子檢驗實驗室較特殊的環境規範及注意事項加以說明：

(一)生物及化學安全

分子檢驗項目很廣，包括遺傳，癌症，以及感染症等領域，因此有些檢體是具有感染性的。因此，檢體的前處理及核酸萃取等步驟應於第二級以上生物安全櫃（biological safety cabinet）中進行。若是具高度感染性（如結核菌等）的檢體，則更應該於特殊隔離的實驗室中進行。而核酸萃取或基因定序等實驗會使用到有機溶劑如 phenol 或 chloroform 等也應置放於化學抽氣櫃（chemical hood）中，不可取至一般實驗桌上使用。此外，分子檢驗實驗過程中常不可避免需使用些有害於健康的試劑，如廣泛使用於核酸染色的ethidium bromide 染劑是極強的致癌物質，用於製備核酸及蛋白質電泳的 polyacrylamide gel electrophoresis（PAGE）電泳膠的必需成分

成大醫學中心　病理部分子診斷組
PCR 機台程式審核紀錄表

表單編號：XXX-XX-XXXXX-XX　　　　　　　　　修訂日期：XX年XX月

__103_ 年 _2_ 月

操作日期／時間 儀器編號	PCR 程式名稱	PCR 機台程式設定	PCR 機台實驗後報告	結果
1030305 MD45	Jak2	95°C 6 分 95°C 30 秒，64°C 1 分，72°C 1 分，35 cyeles 72°C 10 分 12°C 保存。	94.9°C 6 分 94.9°C 30 秒，64°C 1 分，72°C 1 分，35 cyeles 72°C 10 分 12°C 保存。	OK
1030206 MD45	B1502	95°C 10 分 95°C 15 秒，70°C 40 秒，35 cyeles 12°C 保存。	94.9°C 10 分 94.9°C 15 秒，70°C 40 秒，35 cyeles 12°C 保存。	OK
1030213 MD45	EGFR	95°C 6 分 95°C 30 秒，60°C 1 分，72°C 1 分，35 cyeles 72°C 10 分 12°C 保存。	94.9°C 6 分 94.9°C 30 秒，60°C 1 分，72°C 1 分，35 cyeles 72°C 10 分 12°C 保存。	OK

紀綠：　　　　　　　組長：　　　　　　　實驗室管理階層：

圖 8-7　每月定期進行 PCR 機台程式審核紀錄範例。參考：國立成功大學醫學院附設醫院　病理部分子診斷組「聚合反應器操作規範」（SOP-MD-11016）（2014）。

PCR 儀器檢驗項目相關性評估紀錄單

表單編號：XXX-XX-XXXXX-XX   評估日期：XX年XX月XX日   XX年XX月修訂

評估檢驗項目：□癌症基因檢驗 (MD40, 45)　□EGFR real-time PCG (MD 73, 80)

□B27 Typing (MD30, 78)　□HLA Typing (MD60, 78)　□B1502、JAK2 V617F、AML (MD45, 46)

□淋巴瘤檢驗『上半年 TCR、下半年 BCR』(MD40,50)

■白血病融合基因檢驗『上半年 BCR-ABL、下半年 PML-RARα』(MD50,78)

實驗內容：

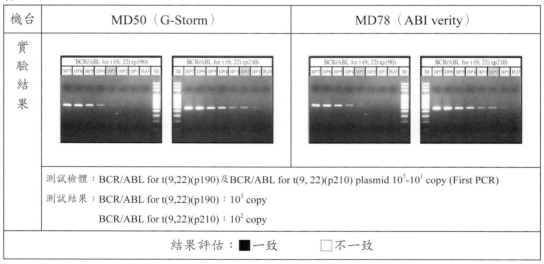

機台	MD50（G-Storm）	MD78（ABI verity）
實驗結果		

測試檢體：BCR/ABL for t(9,22)(p190)及BCR/ABL for t(9, 22)(p210) plasmid 10^7-10^1 copy (First PCR)

測試結果：BCR/ABL for t(9,22)(p190)：10^3 copy

BCR/ABL for t(9,22)(p210)：10^2 copy

結果評估：■一致　　□不一致

圖 8-8　PCR 機台的相關性評估記錄表範例。評估白血病融合基因（p190、p210）檢驗項目，在 PCR 儀器（G-storm、ABI verity）之間的一致性。p190：Sensitivity 為 10^2 copies，則以 10^3 copies 之 plasmid 檢體進行評估；p210：Sensitivity 為 10^1 copies，則以 10^2 copies 之 plasmid 檢體進行評估。兩台 PCR 儀器評估結果一致性通過允收。參考：國立成功大學醫學院附設醫院 病理部分子診斷組「聚合反應器年度評估及作業規範」（SOP-MD-12044）（2014）。

polyacrylamide 則是危害神經系統的物質。因此，使用這些具有生物危害的分生試劑時須十分小心，確實遵守操作規範，使用後的廢棄物丟棄也需遵循有毒物品丟棄處理原則[17]。

(二)PCR 操作箱的重要性

所有的 PCR 反應物的混合都應在 PCR 操作箱中進行。PCR 操作箱應設有 254nm 波長的紫外線燈，於PCR 反應操作完後開啟，以照射破壞殘留的核酸，避免殘留至下一個 PCR 反應而造成汙染。在每次使用操作箱的前後，也應以 10% 漂白水或 70% 酒精擦拭操作檯面[18]。

(三)RNA 操作的注意事項

除了 DNA 外，有些分子診斷實驗項目是以 RNA 為主要檢測標的，這些大都是放大基因的外顯子（exon）區域。相較於 DNA，RNA 分子是相當不穩定的，極易受到環境中 RNA 降解酶（RNase）的影響而降解。由於 RNase 的穩定度極高，是很難分解的酵素，因此應避免與 DNA PCR 使用同一個操作箱。RNA 操作台也應於每次實驗前後以專門抑制 RNase 活性的特殊化學劑，如 RNA ZAP® 試劑等加以擦拭，以確保 RNA 分子的穩定。

(四)廢棄物處理

分子檢驗最忌核酸汙染，因此連廢棄物的處理流程都需非常注意防範汙染。裝乘使用過的微量吸管（pipettmann）的 tips，eppendorf 小管，以及 PCR 反應管等皆是沾有核酸的微量器材，分生實驗室使用量很大，因此常被忽略需遵守嚴謹的丟棄規範。原則上，所有裝有汙染物的器皿皆需設置有蓋子，且開啟的方式應用腳踏式而非手開式，更切忌用帶著同一手套去碰觸過廢棄盒後，直接接著去操作分生實驗。廢棄物從丟棄盒取出後，應立即將裝有廢棄物的耐熱塑膠袋以金屬絲纏繞密封，或放置於夾鏈袋中密封，並儘速移至實驗區域外，以免汙染乾淨環境。

六、實驗操作程序品管

(一)檢驗前階段

即是一般泛稱的 PCR 放大前（pre-PCR）階段。分為以下數個主題：

1. 檢體的採集與接收：由於分子檢驗流程常以 PCR 方式進行，檢體採集過程需避免影響到核酸穩定性及 PCR 反應的效率。採集血液或骨髓檢體時一般會使用內含抗凝劑的採血管，應避免使用會抑制 PCR 反應的抗凝劑。EDTA 抗凝劑一般不會抑制 PCR 反應，較為適合。此外，若欲分析檢體中的 RNA，就須注意維持 RNA 分子的穩定度，一般可直接將檢體極速冷凍於 -196°C 的液態氮桶中，或加入 RNA 穩定劑如 RNAlater® 等再放入-80°C 冰箱中保存。實驗室收到檢體時，若檢體溫度或保存環境未達允收標準，應予退件。

2. 檢體前處理：
   (1)血液／骨髓檢體：血液檢體採集後，應儘快加入Ficoll試劑進行離心，以

分離出白血球所在 peripheral blood mononuclear cell（PBMC）層，再進行核酸萃取。若待測標的為 RNA，更建議於檢體收到後四小時內完成 RNA 萃取，並將之置於 -80°C 環境保存。

⑵外科組織檢體：手術取出檢體一般都直接置於福馬林固定液中保存，再進行切片病理觀察，因此可將病理切片上的組織刮下進行核酸萃取。若分析標的為 RNA，則建議使用不含福馬林的急速冷凍檢體（fresh frozen tissue）而非固定過的組織切片，因福馬林固定液會降低核酸的穩定性，這個對本來就不易保存的 RNA 分子來說影響尤甚。

⑶體積很小的檢體：分子檢驗實驗室常需面對體積非常小的檢體，而進行核酸分析。常見的例子包括肺癌病人於胸部斷層定位切片過程中取得的小塊生物組織，稱之為 computerized tomography(CT)-guided biopsy。此類微量組織所做成的組織切片可用於觀察腫瘤細胞型態，也可進行分子檢驗來分析標靶藥物基因，以評估標靶藥物治療的可行性。另一類分子診斷實驗室常見的小體積檢體為疑似癌化病變的小塊皮膚組織，可以分子診斷試驗檢測其是否呈現T細胞受體（T cell receptor）基因單株化（clonality）的現象來判斷是否為T細胞淋巴癌（T cell lymphoma）。面對這些體積很小的組織，需選擇較特殊的核酸萃取方法，以得到足夠的核酸檢體完成分析。一般而言，可選擇專為微量檢體設計的核酸萃取套組如 PicoPure® DNA Extraction Kit 或 PicoPure® RNA Isolation Kit 等，來設法克服檢體量不足的問題。

㈡檢驗階段

1. 檢驗方法的建立：不同於以研究為目的的分生實驗，醫學分子檢驗實驗室的檢驗結果都是直接做為臨床病人的診斷或治療策略的依據，因此檢驗方法需儘量採用衛服部查驗登記合格的體外診斷（IVD）試劑。這些通過查驗的 IVD 試劑皆已經過嚴謹的確認（validation）及驗證（verification）流程，實驗室人員使用前僅需再做小規模的驗證，即可直接用於檢測臨床檢體。然而目前許多的分子診斷項目尚未有 IVD 試劑發展出來，因此許多項目乃由實驗室參考研究文獻，再自行設計 PCR 引子或實驗流程，此類實驗稱之為laboratory developed tests（LDT）。LDT 在應用於臨床分子檢驗前需經嚴謹的敏感性（sensitivity）及特異性（specificity）評估，並完成確認（validation）及驗證（verification）程序，方可執行。一般而言，需最少以 20 例陽性對照組（positive control）及 20 例陰性對照組（negative control）的臨床適應症病人檢體來做比對方能接受。若無法滿足案例數，應由實驗室主管充分考量後，宣告由其他方面補強，例如：能力試驗、剩

餘檢體（已獲病人同意）、國際標準品、細胞株等。所涵蓋範圍必須包括：該項目宣稱之範圍，有多少證據，實驗室即宣告多少內容[18]。定期回顧技術與資料庫的與時俱進實驗室自行研發的檢驗技術，可能屬暫時階段性任務；之後可能會有主流商品出現，取代實驗室自行研發之檢測。相關的經驗及檢測結果，可以未來應用在評估商品，也可成為商品試劑異常時之緊急備用方案。

2. 標準作業流程：標準作業流程（standard operating procedure, SOP）的制定與確實執行是醫學實驗室必須遵守的原則。SOP 的撰寫可以說是確保實驗品質最重要的一環，所有的人員皆需完全遵循其內容來操作該檢測項目。SOP 的內容應詳細記錄以下內容：實驗目的及臨床適應症，實驗技術名稱，檢體收集容器（包括採血管內之適用抗凝劑）及步驟，檢體保存及運送方式，檢驗流程（包括檢體前處理，核酸萃取步驟，核酸分析方法如 PCR 及核酸定序等），實驗結果分析方法如電泳或及影像分析等，實驗檢測範圍（detection of limit），正常值參考區間（reference range），以及參考文獻。

SOP 制訂完成後，需確定實驗室所有人員皆熟黯其內容，並進行組內共同導讀，其後歸檔於組內重要文件。

3. 新檢驗項目開發

(1)評估時機：為提升檢驗品質或臨床診斷及治療需求，依下列情況可啟動變更或新增檢驗項目：

a. 原有檢驗方式，不足以符合臨床需求時；b. 原有檢驗方式，新增檢體類別測試時；c. 原有檢驗方式，發生品質異常時；d. 更換或新購儀器或試劑時；e. 新臨床診斷檢驗項目時；f.研究委託代檢項目。

(2)評估內容變更或新增檢驗項目，實驗室可依據下列評估內容，實測並建立符合實驗室檢驗方法，並填寫「檢驗方法評估報告」（圖 8-10）。

a. 檢驗方法之選擇依據：可遵照國際標準組織所公布之規範或相關醫學文獻，選用實驗室可執行的檢驗方法及步驟。如，參考醫學文獻證據等級（Evidence-Based Medicine, EBM），此等級可分為1～5級，依研究設計架構影響文獻的可靠性，最高證據等級是 1 級，為系統性的文獻回顧。實驗室開發新檢驗項目時，可依據實證醫學文獻證據等級作為評估內容之一。

b. 檢驗方法之可行性（practicability）：實驗室需考慮檢驗需求數量與需求條件、檢驗人力、檢驗速度、試劑成本、儀器設備規格以及技術複雜性等問題。

c. 檢驗方法之可靠性（reliability），範圍包括：分析原理、線性、測定範圍、偵測極限、精密度、準確度、特異性、參考區間、人員一致性等。

d. 若更換廠牌或新方法，需列出新、舊試劑或方法之比較。

七、內部品管

㈠正對照組（Positive control）

對照組的建立是每一項分子檢驗試驗不可或缺的內容。分子檢驗使用的核酸分析試劑如 PCR 引子，PCR 聚合酶，以及核酸限制酶等，皆是對溫度極為敏感且保存不易的物質，因此正對照組核酸模版（template）的設立是幫助把關這些分生試劑最重要的手段。正對照組有以下選擇。

1. 與臨床檢體型態一致的正對照組，例如檢測標的為經福馬林固定後的肺癌組織中的 EGFR 基因突變檢測，則正對照組就採用先前經同樣處理過的肺癌組織並呈現陽性結果者。此為較理想的對照組選擇，因為其與檢體組織型態一致，且經歷同樣的處理過程。對於檢體在固定及處理過程中接觸過的試劑（如福馬林及石蠟等）對核酸產生的可能不利影響皆予以控制，因此可單純呈現臨床檢體的核酸品質。此類對照組來自先前檢測過而呈現正反應的臨床檢體，使用前應經人體試驗委員會 Institutional Review Board（IRB）審核通過並得到病人簽署的「剩餘檢體使用同意書」即可執行。然而，此類對照組實際運用上也有其缺點：
   ⑴對照組核酸來自先前檢測過的臨床檢體，若保存狀況不佳或存放過久，核酸的品質會漸漸下降，導致同一批對照組核酸於不同時期所呈現出的實驗結果及強度無法保持一致。解決這個問題的方法則如前所述，正對照組核酸萃取出來後應即刻進行小管分裝並置於 -80°C 冷凍櫃保存。目前為止，尚未有清楚的品管 guideline 來規範此類對照組核酸的使用期限及原則。這是分子檢驗內部品管未來該注意規範之處。
   ⑵使用先前臨床檢體作為正對照組的另一缺點為不同的對照組檢體可能會呈現不完全一致的檢測結果，導致不同時期所產生的實驗結果不易比較，這個情形做進行核酸定量分析（quantitative analysis）時就會更加嚴重，因此對照組核酸的選擇需非常小心。
   ⑶此類正對照組不適用於件數（case）極少的檢驗項目，因實驗室不易收集到足夠的臨床檢體以之為對照組長期使用，若面臨到對照組短缺的困境將十分棘手。

2. 以純化的質體或細胞株為正對照組，也就是將檢驗標的基因轉殖於質體中加以純化以為正對照組。相對於前類對照組，此類對照組的優點為保存較易，核酸品質穩定，且可確保來源不致短缺。此外，由於純化後質體可輕易以吸光儀（spectrophotometer）或 NanoDrop® 等儀器加以定量來得知其核酸濃度，因此可作為基因定量分析實驗如即時定量 PCR（realtime PCR）的理想對照組。因此，此類的對照組選擇對於定量分析項目有其獨特的優勢。
   以體外培養細胞株為對照組核酸是許多癌症分子檢驗項目常見的選擇。常見的

項目有各類型白血病（leukemia）所呈現的融合基因（fusion gene）檢測，以及 B/T 淋巴瘤（lymphoma）所呈現的 B/T 細胞呈現的基因單株性（clonality）分析。由於帶有特定融合基因的臨床檢體通常不是很足夠可提供長期的對照組核酸，且由現行的細胞株保存庫（cell line depository）如 American Type Culture Collection（ATCC）購入帶有某些融合基因的細胞株十分方便，因此許多分子診斷實驗室以體外細胞培養的方式來培養這些細胞株，再抽取 DNA 或 RNA 以為對照組核酸。目前廣泛使用的細胞株有：帶有第 15 及 17 對染色體互換轉位[t (15; 17)]的 M3 型急性骨髓性白血病（acute myeloid leukemia, AML）細胞株，及帶有 t (9; 22) 的慢性骨髓性白血病（chronic myelogenous leukemia, CML）細胞株等。以淋巴瘤為例，帶有免疫球蛋白（immunoglobulin）基因單株化的 B 細胞淋巴瘤（B cell lymphoma）細胞株及帶有 T 細胞 gamma/beta 受體基因單株化的 T 細胞淋巴瘤（T cell lymphoma）細胞株等皆是廣泛使用的對照組細胞株。由於這些細胞株的核酸純化及定量十分方便，因此也可做為基因定量分析試驗理想的正對照組，可用於幫助建立高敏感性的定量試驗以檢測治療後殘餘的癌細胞以及追蹤早期復發的癌細胞，也就是一般而言的minimal residual disease（MRD）狀態[19]。

(二)負對照組（Negative control）

負對照組大致可分為兩部分：

1. 空白對照（blank），用來測試 PCR 試劑是否汙染，做法就是混合 PCR 試劑時以純水取代臨床檢體，若空白對照組產生正實驗結果就表示試劑遭到汙染，應全數丟棄並重新執行試驗。

2. 負核酸對照組，用來對照試驗的特異性，一般會選用易混淆但不應產生正反應的核酸為對照。例如實驗原理為分析 PCR 產物之melting curve來偵測基因突變種之檢測項目如 High Resolution-1 (HR-1) Analysis 就必須要設有負核酸對照組。此類實驗檢測原理為高敏感性分辨野生型基因與突變型基因melting point的些微差別，並加以分別，以此來檢測基因是否為突變型。此類檢測需分別設置野生型與突變型的對照基因組，與臨床檢體做平行測試以做為陽性／陰性實驗結果之對照標準。

(三)內部對照組（Internal control）

Internal control 是檢測檢體核酸品質最好的工具，藉由觀察已知濃度與片段長度的核酸所產生的 PCR 產物濃度即可得知檢體中核酸的品質與完整性（integrity），以及是否混有會抑制 PCR 反應的物質。一般而言，測試 internal control 的方法乃是以 PCR 方式偵測一或數個非臨床檢測標的核酸片段，觀察這些基因片段是否可被順利增幅，來推測檢體中核酸模版的品質。目前被廣為接受的方式就是設計出多組 PCR 引子來分別放大片段長度為 100、

200、300，及 400 base pairs 的基因產物，將這些引子與臨床檢體核酸模版混合進行 multiplex PCR，之後以洋菜膠電泳方式觀察各個片段長度核酸的 PCR 效率，即可得知核酸品質（圖 8-9）[20]。總體來說，藉由這個方法所偵測的檢體的PCR amplification limit（base pairs）需大於檢測標的基因的片段長度才可接受，舉例而言，若標的核

A

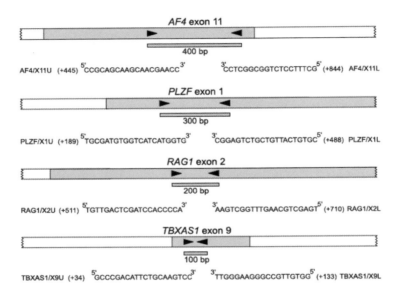

B

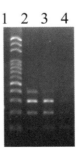

圖 8-9　控制基因的 PCR 檢測評估 DNA 樣品的完整性和擴增。A. 4 個控制基因外顯子（exon）之示意圖和 4 對引子獲得的 PCR 產物包括 100、200、300 和 400 bp。B. 範例：石蠟包埋組織進行 DNA quality 測試結果。Lane 1：Marker size 由下而上爲 100、200、300、400、500、600、700、800、900、1000、1500、2000、3000 bp。Lane 2：陽性對照組（Fresh/frozen tissue），PCR amplification limit 爲 400 bp。Lane 3：石蠟包埋組織檢體1，PCR amplification limit爲 400 bp。Lane 4：石蠟包埋組織檢體 2，PCR amplification limit 爲 300 bp[18]。

酸長度預計為300 base pairs，而該檢體的 PCR amplification limit 只有100 base pairs，則不建議繼續進行標的基因檢測，而應重新收集新的臨床檢體或重新進行核酸萃取，再重新進行檢測。

八、外部品管

(一)人員

相較於傳統的檢驗領域，分子診斷是新興發展的檢驗領域，因此人員的能力訓練準則與認證規範最近幾年才發展得較成型，但仍持續演進中。大部分的分子診斷實驗操作流程較難完全自動化，且不易於單一步驟中完成，例如大部分的檢體需經核酸萃取，PCR 反應，之後以電泳，DNA Sequencing，GeneScan 等各種方式分析反應產物，操作過程較為繁複。因此，依據 CLIA'88（Clinical Laboratory Improvement Amendment of 1988）的界定，醫學分子檢驗實驗室乃歸類於高度複雜性的實驗室（high-complexity testing laboratory）。關於分子檢驗醫檢師的教育訓練與認證，在美國有Association for Molecular Pathology（AMP）等機構在進行，在台灣則有設有幾個機構，如醫檢學會，分子醫學會，以及基因標記學會等皆常舉辦分子診斷人員教育訓練及認證。一般而言，通過學會認證的分子檢驗醫檢師，皆具有數年的臨床分子診斷實務經驗，並通過學會舉辦的筆試或面試審核才獲資格。此外，由於新穎的分子診斷技術不斷推陳出新，實驗原理也愈趨多元化，分子檢驗實驗室人員應常接收新知，了解各項新技術的發展趨勢。

(二)能力試驗

分子檢驗實驗室應定期參加外部機構所提供的能力試驗（proficiency tests），以確保實驗結果的品質。目前最廣被接受的能力試驗機構乃是美國 College of American Pathologist（CAP）機構，其提供相當多項的能力試驗檢體[21]。其次，歐洲分生與遺傳之外部品管計畫（European Molecular Genetics Quality Network, EMQN）、澳洲皇家病理醫師學會外部品管計畫（Royal College of Pathologists of Australasia Quality Assurance Program, RCPA/QAP）亦有各種能力試驗可供實驗室參考。此外，台灣病理學會，醫檢學會，及組織相容學會等皆有提供能力試驗服務。由於分子診斷試驗的實驗步驟皆較為複雜，且許多項目目前仍是採用實驗室自行建立的 LDT，因此積極參加外部能力試驗來評估實驗室的檢驗品質是非常重要的。上述提及之能力試驗機構（EMQN 與 RCAP 等），對於報告回覆有非常高之要求，例如：報告格式、結果的書寫與臨床解讀（clinical interpretation）、參考資料等皆列入評比；其中突變型別結果的書寫需符合 HGVS（Human Genome Variation Society）命名法，未依規定撰寫、臨床解讀、參考資料未更新，皆會影響能力試驗的評比。

九、結語

良好的品質管制流程制定與確實執行

如同是醫學檢驗實驗室的最佳守門員,為檢驗結果的品質提供最好的把關。相對於其他檢驗領域,分子檢驗實驗室發展較遲但也是目前最蓬勃的檢驗領域,新的檢驗項目不斷開發出來。由於許多的分子檢驗試驗尚未有 IVD 試驗套組上市,多仰賴實驗室自行建立的 LDT 方法,其嚴謹的品管執行就更加重要。未來應更加致力於建立分子檢驗流程的各環節的品管指標,並使之標準化,才能全面提升分子檢驗實驗室的檢驗品質。

我國目前針對檢驗實驗室的品質管理系統,有 ISO 17025、ISO 15189 等第一期性管理規範。面對持續創新的精準醫療分子檢測技術發展,以及為促進相關產業發展,食藥署在 2018 年已經公告「精準醫療分子檢測實驗室檢測與服務指引」(Guidance on Laboratory Developed Test and Service for Precision Medicine Molecular Testing)[22]。該品質管理系統,係參考國際標準 ISO 15189 制定,以做為管理分子實驗室 LDTs 項目之參考依據。輔助產業導入 LDTs 規範管理實驗室,鼓勵發展 LDTs 的生技業者建立良好品質系統,以提升 LDTs 品質,並保障國人健康。

參考文獻

1. 游雅言:醫學分子檢驗的品質保證。醫學分子檢驗,五南出版,第三版,2013。

2. Molecular diagnostics: fundamentals, methods, and clinical applications, 2nd ed., edited by Buckingham L, FA Davis Press, 2011.

3. 楊湘華,黃莉萍:臨床分子醫學實驗室之品質。生物醫學,3: 296-300,2010。

4. Gomah ME, Turley JP, Lu H, Jones D. Modeling complex workflow in molecular diagnostics: design specifications of laboratory software for support of personalized medicine. *J Mol Diagn* 2010;12:51-7.

5. Mifflin TE: Setting Up a PCR Laboratory, Department of Pathology, University of Virginia, Charlottesville, Virginia 22908 10.

6. Aslanzadeh J: Preventing PCR Amplification Carryover Contamination in a clinical laboratory, Annals of Clinical & Laboratory Science 2004, 34: 8.

7. Aslanzadeh J: Preventing PCR Amplification Carryover Contamination in a Clinical Laboratory, Annals of Clinical & Laboratory Science 2004, 34: 389-397.

8. 陳怡伶、周楠華、呂政展等:分子診斷實驗室之規劃。*J Biomed Lab Sci* 2013;25: 45-55.

9. Lo YM, Chan KC. Setting up a polymerase chain reaction laboratory. *Methods Mol Biol* 2006; 336:11-8.

10. Sarata AK, Johnson JA. Regulation of clinical tests: In vitro diagnostic (IVD) devices, Laboratory Developed Tests (LDTs), and Genetic Tests. Congressional Research Service (R43438)2014 March 27,

7-5700.

11. 國立成功大學醫學院附設醫院病理部分子診斷組：「試劑管理作業規範」（GOP-MD-06001）（2014）。

12. Chen YL, Lu CC, Yang SC, et al: Verification of wild-type EGFR status in non-small-cell lung carcinomas using a mutant-enriched polymerase chain reaction on selected cases. *J Mol Diag.* 2014; (published).

13. 國立成功大學醫學院附設醫院病理部：「品質保證作業規範」（GOP-MD-12002）（2014）。

14. ABI 9800 Fast Thermal Cycler 操作規範（SOP-MD-11015）（2014）

15. Saunders GC, Dukes J, Parkes HC et al. Inter laboratory study on thermal cycler performance in controlled PCR and random amplified polymorphic DNA analyses. *Clin Chem* 2001：47:47-55.

16. 國立成功大學附設醫院病理部：「設施環境與安全衛生作業程序」NCKUHPATH-QP1001（2013）。

17. 吳俊忠、李宏謨、孫光蕙、趙崇義：醫學分子檢驗，五南圖書出版公司，第三版，2013。

18. 陳怡伶、何中良、周楠華、黃溫雅、林旻靜、楊淑清、陳菀莉、林冠佑：實驗室開發檢測與服務 LDTs 之實作流程概述。台灣醫檢雜誌，36（1），2021。

19. Chen YL, Su IJ, Cheng HY, et al. BIOMED-2 protocols to detect clonal immunoglobulin and T-cell receptor gene rearrangements in B- and T-cell lymphomas in southern Taiwan. Leuk Lymphoma 2010; 51: 650-5.

20. van Dongen JJ, Langerak AW, Brüggemann M, et al. Design and standardization of PCR primers and protocols for detection of clonal immunoglobulin and T-cell receptor gene recombinations in suspect lymphoproliferations: Report of the BIOMED-2 Concerted Action BMH4-CT98-3936. *Leukemia* 2003;17: 2257-317.

21. Molecular Pathology Checklist. College of American Pathologists, 2009.

22. 精準醫療分子檢測實驗室檢測與服務指引—精準醫療分子檢測實驗室列冊登錄（LDTS）。衛生福利部食品藥物管理署（fda.gov.tw）110 年 10 月 28 日 FDA 品字第 1101108308 公告，修正「精準醫療分子檢測實驗室檢測與服務指引」。

學習評估

1. 分子檢驗實驗室的空間規劃為何？應分為哪幾個空間？
2. 分子檢驗實驗在操作上要注意哪些原則？
3. PCR 儀器反應機台的品管流程為何？
4. 如何確實避免 PCR 反應遭受汙染？
5. 分子檢驗實驗的外部品管包括哪些內容？
6. 如何選擇理想的分子檢驗試驗對照組？

第九章 細胞診斷學與病理組織學的品質管理

(Quality Assurance of Cytology and Histopathology)

柯建興

內容大綱

人員、儀器設備品管

檢體的收件、處理、染色等作業流程品管

Microscopic examination 篩檢技巧

報告簽發作業流程

細胞、病理的報告存檔

抹片的管理

技術和程序品管控制措施

每年要有的相關統計資料（資料彙整及分析）

學習目標

1. 了解醫檢師另外的專業領域
2. 了解病理、細胞診斷學的基本品管概念
3. 了解病理領域的人員、儀器設備、工作量的品質管理
4. 了解病理領域的作業流程的品質管理
5. 了解病理領域報告簽發作業流程的品質管理
6. 了解病理領域技術和程序品管控制措施重要性

一、前言

專業醫檢師，目前有細胞診斷醫檢師、組織切片醫檢師、病理助理（組織切取醫檢師）*、分子診斷醫檢師；在醫學病理檢驗作業流程中，品質保證也一樣分為分析前、分析中及分析後等三個不同的作業程序，每個程序的處理過程若有任何疏失發生，都將影響判讀品質的正確性及可靠性。但其品質管理非常難，例如細胞診的 FNA（fine needle aspiration）或者子宮頸抹片，由臨床醫師從病人身上採檢出檢體需迅速塗抹在玻片上並須馬上固定，這個過程包括採檢細胞量、塗抹是否均勻、固定是否良好，這都影響染色、篩檢、診斷。手術、內視鏡切除的組織，需經過固定、脫水、包埋、薄切、染色、封片等手續；才送給病理醫師做診斷。這些過程每一項的處理品質都很重要，都會影響診斷。

二、細胞診斷學的基本品管概念

細胞病理的品管，包括檢體進入實驗室以後檢體核對、收件、編碼、製片、染色、篩檢到報告簽發的整個作業流程，以及檢體的複檢和陽性個案的追蹤比對。同時，還包括對儀器、操作方法、試劑和染色的品質監測。確定有足夠的設備及人力來處理檢體和精確診斷。一個品管良好的實驗室，以上這些狀況必須維持一定的品質，而且所有的作業流程必有紀錄，以便將來隨時查閱。

(一)分析前：人員、儀器設備品管

1. 人員資格

醫師：負責及閱片醫師，須具有下列資格之一：

- 曾參加衛生福利部辦理之「細胞病理醫師教育訓練計畫」獲有結業證明者。
- 曾赴美、英、日、加拿大或澳洲等先進國家進修細胞病理診斷至少達六個月（解剖病理專科醫師為三個月），獲有證明者。
- 具有通過The International Academy of Cytology之考試證明者。
- 負責醫師為非病理專科醫師時，如為婦產科專科醫師或其他專科醫師「如胸腔專科醫師、新陳代謝專科醫師等醫師以臨床業務為主」，除具有醫師資格之外，須同時符合下列資格：細胞學訓練合格證明並須參加台灣臨床細胞學會舉辦的細胞指導醫的甄試合格者。

醫檢師：細胞醫檢師除了具有醫檢師證照外並需具備下列資格之一：

- 曾參加衛生福利部辦理之「細胞檢驗技術員培訓計畫」，並獲有結業證明者。
- 曾在美、英、日、加拿大或澳洲等先

---

* 病理助理（組織切取醫檢師）：器官組織（gross）切取本來是病理醫師的工作，也是訓練病理住院醫師的教育訓練課程之一，因近年來病理住院醫師越來越少，故有些醫院已經訓練醫檢師來幫忙這項業務。

進國家進修細胞病理學，領有合格執業執照或是本署認可之證書者。

- 具有通過The International Academy of Cytology之考試證明者。

※細胞醫檢師、細胞診斷醫師和負責人應隸屬同部門。負責醫師和醫檢師須為專職人員，並依規定登記執業於該單位。

細胞診斷工作人員繼續教育學分：

- 對象：衛生福利部審核通過的子宮頸細胞病理診斷單位之合格人員，包括負責醫師、閱片診斷醫師與篩檢的醫檢師。

- 學分要求：每年至少有八個婦科細胞學之繼續教育學分，每二年檢核一次，共計十六個學分。病理學會與臨床細胞學會或國際病理細胞相關學術會議（如The International Academy of Cytology等）提供的婦科細胞學繼續教育學分清冊進行檢核。

- 檢核結果：繼續教育學分不足者，將暫時取消其閱片資格，待學分補齊，向衛生福利部核備後，再恢復其閱片資格。

子宮頸抹片細胞診斷單位及檢驗人員之工作量規定如下：

- 合格之細胞醫檢師，專責抹片細胞檢驗工作，每人每年之子宮頸抹片檢驗量上限訂一萬件個案。

- 合格之細胞醫檢師，除抹片細胞檢驗工作外，尚兼有切片、非細胞相關之行政等工作，則每人每年子宮頸抹片檢驗量上限訂為五千件個案。

- 若機構內之細胞醫檢師只專責閱片，並經衛生福利部委託辦理分區輔導計畫之專家確認屬實，則年檢驗量上限值為一萬二千件個案。

- 每名合格的醫師，其每年負責的最大工作量訂為子宮頸細胞抹片檢驗個案數加上二倍之非婦科細胞抹片檢驗個案數，不得超過五萬件；醫師如兼有組織切片診斷或門診工作者，其每年之工作量計算，則以其實際執行細胞學診斷之時間所占的比例，加權五萬件個案所得之結果，為其一年之細胞學工作量上限。

- 負責醫師每週的門診時間不得超過二‧五日。

- 細胞診斷醫師（非負責醫師）至其他單位兼職者，其工作量不列入其兼職機構之合理量計算。

2. 細胞實驗室的環境和儀器設備

- 雙眼顯微鏡（每一細胞檢驗之醫事檢驗人員應配置一台雙眼顯微鏡）。

- 至少一台雙人或多頭顯微鏡。

- 顯微鏡規格基本配備要求：物鏡頭應有十倍、四十倍和一百倍三種。鏡頭應為去球面差。目鏡應可調焦，照明系統應可調柯勒照明。

- 封片處應有通氣櫥（hood）設備，通氣櫥符合密閉空間，氣體無外洩於工作環境等條件。

- 具有詳盡之標準操作手冊，並定期修訂。

- 檢驗室安全規則應張貼於明顯處。

- 應具有適當之檢驗空間及空調設備。

- 廢棄物處理及檢驗室安全措施應符合相關規定。
- 具染色設備、實驗室用水槽。
- 具貯存檔案的空間和設施。
- 清楚寫明標準染色方法並張貼於明顯處所，以供操作人員參考。且有染色操作紀錄本。
- 使用專屬之細胞病理檢驗委託報告單（一式至少二份）。且其診斷分類係使用「全民健康保險婦女子宮頸抹片檢查單」之分類。
- 每一標本均有單獨之登記號碼，並有檢體登記本和退件記錄本，所有檢驗操作及品質管理皆有紀錄。
- 有檢體退件通知單，並述明採檢單位退件原因。

(二)分析中

1. 檢體的處理流程

細胞實驗是在細胞學檢體的處理和染色上需要有標準作業手冊並維持一定的技術水準，包括使用柏氏染色法（Papanicolaou stain）或其他可代替的染色法。所有的自己配製的染色劑，必須標明配製日期和失效日期，若購買商業上的溶液，必須記載收到日期和開始使用的日期，所有試劑都必須分開標示劑量、濃度、或濃縮度，處存須知和失效日期。染色品質必須每天檢查，缺失馬上更正，並做紀錄。每日，最後一次使用後的溶液，必須過濾或更新，當不用時，所有的染劑和封片劑，必須用蓋子蓋著，並儲存在適當溫度處。

細胞醫檢師收到檢體時，必須：

- 確定檢體內容和申請單上檢體名稱符合
- 確定申請單上病人的基本資料完全
- 確定檢體量或成分足夠
- 所有送到實驗室的玻片或檢體必須處理、染色、加上適當的標示、鏡檢和儲存。婦科檢體和非婦科檢體，必須分開處理。

2. Microscopic examination 篩檢技巧

以 10 倍目鏡 10 倍物鏡，採地毯式的掃描方式篩檢閱片，有問題的細胞，轉到 40 倍目鏡詳細觀察，並以色筆加以標點，以便複閱確診，或將來重閱時能快速的找到。

3. 報告簽發作業流程

現在的報告系統是使用TBS系統（The Bethesda system）來簽發婦科檢體報告，報告內容包括檢體品管的品質的評估和感染源的的報告，以及詳細的診斷即建議，非婦科檢驗報告，仍然採行陰性、異常細胞、疑似癌細胞、確定有癌細胞出現，並輔以文字的敘述，以做說明或建議。

病理醫師或實驗室管理者，必須親自檢閱和簽發，所有的非婦科檢體，和所有的不正常、或有疑問、或有不正常的臨床症狀的婦科檢體，當檢體不足或固定不良時，必須以文字表明當時狀況，在某些適時狀況，例如：抹片中細胞數不足、血液細胞過多或缺乏病史，在某些適合的病例上，有些必要的建議必須寫在報告上，例如：在一段時間間隔後，

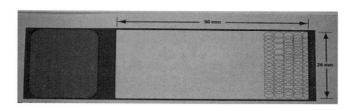

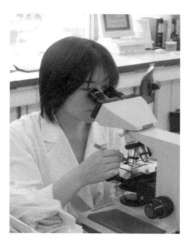

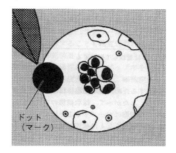

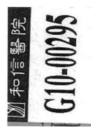

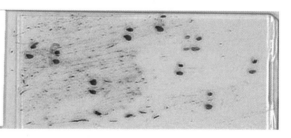

重送檢查，或追蹤、或請做切片檢查等註記建議臨床醫師。

若細胞學的陰性報告是在實驗室管理者授權之下，由細胞醫檢師簽發，則必須在稍後或馬上重閱 10% 的婦科陰性報告，並且記錄複閱結果。

【品部管制】

- 所有資料皆輸入電腦，由電腦來管理檔案。
- 由細胞病理醫師覆核所有不正常的細胞檢驗標本，及所有細針穿刺吸引檢驗標本，同時若病人先前有細胞學診斷與組織學診斷的記錄，必須提供給細胞病理醫師參考。
- 建立內部成效評估方法來評估技術人員的適任性與診斷精確性，如每天抽取 10% 診斷為正常的片子來重新閱片。
- 當簽發一名新的HSIL（high-grade squamous intraepithelial lesion 高度鱗狀上皮內病灶）以上的個案報告時，同時複閱其近三年的片子。

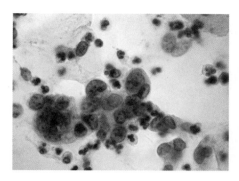

Cytology HSIL

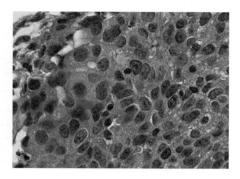

Histology HSIL

- 利用電腦系統來追蹤、評估細胞學診斷與組織學診斷的相對性。如發現不相配合時，必須重新閱片，調出組織切片，以了解不配合的原因，可獲得寶貴的經驗。

4. 細胞、病理的報告存檔

保持一個細胞學診斷電腦記錄系統，永久存檔。且當病人做病理組織切片檢查時，電腦會自動將切片報告與細胞學診斷報告結合在一起，隨時可擷取資料，做統計分析如陽性率，偽陽性率，偽陰性率等等。

5. 抹片的管理

- 陰性抹片：按照細胞學編號次序存檔，至少 5 年。
- 異常抹片：貼上標籤，寫上細胞學編號，病歷號，細胞學與病理學診斷結果永久保存。
- 教學用抹片：按照標本的來源，分門別類，做多套教學用抹片，貯存起來當教學用，並隨時汰舊換新及補充。

(三)分析後

1. 技術和程序品管控制措施

- 要很清楚並書寫下來的品質提升方案。
- 當簽發一名新的HSIL（high-grade squamous intraepithelial lesion）以上的個案報告時，同時複閱其近三年做過之抹片。
- 建立抹片與切片比對系統及紀錄，並由醫師負責複閱。
- 建立抹片與抹片比對系統及紀錄，並由醫師負責複閱。
- 需要有獲得適當的臨床資料來協助判讀。
- 抹片複閱後，如果發現細胞診斷與原判不一致，會影響個案的治療，要重補發報告。
- 單位主管或資深細胞醫檢師組長，每日針對個別細胞技術人員判讀為 atypical cell 以下的抹片，抽片10% 複檢。
- 單位主管或資深細胞醫檢師組長，每日 check 染色、封片等技術的每日品管紀錄。

表 9-1　病理醫療機構別子宮頸抹片細胞病理診斷結果及陽性率之分布

病理醫療機構	有效受檢數 人次	陽性數(率) 人次	%	ASCUS/AGUS 人次	%	LSIL 人次	%	HSIL 人次	%	CIS 人次	%	Cancer 人次	%	AIS 人次	%	CIS/Cancer
北部地區																
台北市立仁愛醫院	25,966	229	0.9	255	1.0	92	0.4	72	0.3	39	0.2	14	0.1	1	0.0	2.79
台北市立中興醫院	7,172	107	1.5	63	0.9	59	0.8	38	0.5	1	0.0	5	0.1	0	0.0	0.20
台北市立忠孝醫院	979	18	1.8	13	1.3	14	1.4	4	0.4	0	0.0	0	0.0	0	0.0	-
台北市立陽明醫院	13,068	134	1.0	115	0.9	52	0.4	64	0.5	10	0.1	3	0.0	0	0.0	3.33
台北市立婦幼綜合醫院	2,202	13	0.6	9	0.4	6	0.3	6	0.3	0	0.0	0	0.0	0	0.0	-
台北市立和平醫院	6,036	51	0.8	70	1.2	24	0.4	21	0.3	13	0.2	0	0.0	0	0.0	-
行政院衛生署基隆醫院	1,742	21	1.2	13	0.7	5	0.3	11	0.6	2	0.1	2	0.1	0	0.0	1.00
行政院衛生署新竹醫院	17,847	183	1.0	93	0.5	100	0.6	42	0.2	9	0.1	12	0.1	2	0.0	0.75
行政院衛生署台北醫院	3,196	36	1.1	24	0.8	10	0.3	20	0.6	7	0.2	1	0.0	0	0.0	7.00
行政院衛生署桃園醫院	5,486	84	1.5	75	1.4	30	0.6	42	0.8	6	0.1	3	0.1	0	0.0	2.00
行政院衛生署宜蘭醫院	638	19	3.0	38	6.0	5	0.8	8	1.3	4	0.6	1	0.2	0	0.0	4.00
行政院衛生署苗栗醫院	3,176	25	0.8	19	0.6	10	0.3	10	0.3	3	0.1	1	0.0	0	0.0	3.00
台北縣立醫院	6,023	66	1.1	73	1.2	34	0.6	14	0.2	5	0.1	2	0.0	1	0.0	2.50
國立台灣大學醫學院附設醫院病理部	23,238	614	2.6	437	1.9	307	1.3	202	0.9	40	0.2	26	0.1	2	0.0	1.54
國軍松山醫院	1,804	15	0.8	14	0.8	7	0.4	4	0.2	0	0.0	1	0.1	0	0.0	0.00

病理醫療機構	有效受檢數	陽性數(率)		ASCUS/AGUS		LSIL		HSIL		CIS		Cancer		AIS		CIS/Cancer
	人次	人次	%	人次	%	人次	%	人次	%	人次	%	人次	%	人次	%	
三軍總醫院	9,892	304	3.1	329	3.3	168	1.7	91	0.9	15	0.2	11	0.1	1	0.0	1.36
國軍桃園總醫院	3,464	42	1.2	74	2.1	13	0.4	19	0.5	0	0.0	3	0.1	0	0.0	0.00
行政院退輔會台北榮民總醫院	22,705	321	1.4	168	0.7	122	0.5	110	0.5	38	0.2	66	0.3	0	0.0	0.58
行政院退輔會桃園榮民總醫院	6,844	48	0.7	33	0.5	18	0.3	23	0.3	2	0.0	1	0.0	0	0.0	2.00
基督復臨安息日台安醫院（台北）	10,926	163	1.5	40	0.4	95	0.9	49	0.4	11	0.1	8	0.1	1	0.0	1.38
財團法人國泰綜合醫院（胸腔內科細胞室）	10,642	80	0.8	64	0.6	33	0.3	28	0.3	8	0.1	4	0.0	1	0.0	2.00
財團法人國泰綜合醫院（病理部）	16,144	212	1.3	151	0.9	43	0.3	126	0.8	28	0.2	7	0.0	0	0.0	4.00
財團法人台灣基督長老教會馬偕醫院	33,911	559	1.7	618	1.8	243	0.7	235	0.7	28	0.1	12	0.0	5	0.0	2.33
財團法人新光吳火獅紀念醫院	20,427	237	1.2	280	1.4	115	0.6	78	0.4	25	0.1	8	0.0	0	0.0	3.13
財團法人振興復健醫學中心附設醫院	5,999	77	1.3	105	1.8	29	0.5	28	0.5	1	0.0	12	0.2	0	0.0	0.08
財團法人辜公亮基金和信治癌中心醫院	40,906	631	1.5	843	2.1	264	0.7	259	0.6	90	0.2	14	0.0	4	0.0	6.43

子宮頸抹片檢查 SIL 以上個案及三年內抹片與相關病理資料覆閱記錄單

編號：10103

填表日期：101 年 3 月 16 日
病歷號：10653974
受檢人姓名
出生日：45.3.21

臨床或相關病理資料：

閱片記錄

細胞編號	收件日期 (YYMMDD)	MCT 閱片結果 診斷碼	MCT 閱片結果 結果	MT	醫師覆閱結果 診斷碼	醫師覆閱結果 結果	其他說明／建議	統計欄
92.4069	101.3.15	17	Dyspla in comut ekcfude HDIL	P	17			2-2 × 2　4-4 × 1 （勿填）

三年內個案覆閱結果

細胞編號	收件日期 (YYMMDD)	原細胞診斷 診斷碼	原細胞診斷 結果	MT	MCT 閱片結果 診斷碼	MCT 閱片結果 結果	DR	醫師覆閱結果 診斷碼	醫師覆閱結果 結果	須更改報告 （打勾）	其他說明／建議 （請選擇代碼，必要時請加以說明）

- 內部定期舉行臨床病理討論會或教學會（具會議紀錄）。

2. 每年要有的相關統計資料（資料彙整及分析）
   - 年抹片檢驗量和各種檢體量。
   - 利用國健署全國抹片診斷分布、陽性率及個別細胞檢驗人員之診斷陽性率，來探討人員間判讀結果差異性（如表 9-1）。
   - 利用國健署全國整體抹片品質判讀分布及個別細胞檢驗人員之抹片品質判讀分布，來探討人員間判讀結果差異性，並建立調整改善機制。
   - 抹片與切片對比結果的分布。
   - 抹片與抹片對比結果的分布（見表 9-2）。

【外部品管】

實驗室間比對（Interlaboratory comparison）

　　係指兩家或以上的實驗室依照既定條件，規劃、執行與評估相同或類似項目的量測或測試。

(1) 醫院或實驗室輪流出題篩檢及診斷，再互相評估兩單位的篩檢及診斷品質。

(2) 參加台灣臨床細胞學會的病理細胞診斷能力試驗（TAF 認證），確保實驗室的篩檢及診斷品質。

(3) 參加國外的病理細胞診斷能力試驗（CAP、COLA 等認證），確保實驗室的篩檢及診斷品質。

【品質指標（quality indicator）的設定】

(1) 報告的時效設定。

(2) 細胞診斷報告與切片報告的一致性比率。

(3) 不正常「惡性」報告的通知率。

　　危機值的通報：細胞診斷學的報告，不像檢驗數據達到某數值會危害病人的生命安全時須發出危機值通報給臨床醫師，但也須制訂，因在臨床側如果在臨床訊息上註明是良性腫瘤，結果診斷報告是惡性腫瘤時，與臨床診斷不符合時須主動聯絡臨床醫師；或者、發現疑似重要的傳染性生物時，以上須與臨床醫師共同制定。

三、病理組職切片的基本品管概念

　　1986 年 11 月 24 日公布的醫療法規定，外科手術切除下來的組織或器官，必須送病理組織切片檢查。病理組織診斷報告可以說是疾病的最終確定診斷，在許多疾病，病理診斷是世界公認最可信的診斷方式，因此病理診斷也被稱為 gold standard。為求慎重，尤其惡性腫瘤，都需要組織切片病理確診，才能進行後續的治療。因此，病理工作絕對是醫療照護中重要的一環。但病理組織診斷的作業流程中牽扯到臨床醫師、病理醫師、醫檢師等，因此品管格外難作業，在此僅以一般的流程上該注意點加以品質管理。

(一)分析前

　　臨床醫師手術切除器官或內視鏡取得的組織，會迅速放入容器中以福馬林（甲醛溶液）固定，使組織離開人體之後不致於自溶壞死。臨床醫師要將組織來源、術式、臨床診斷等病情資料詳細填寫於病理

年月份 10303

表9-2 抹片—抹片比對記錄

閱片結果閾片結	UNSAT		NILM		ACS-US		ASC-H		AGUS		AGN		GIN1		HSIL		NO的加總	%的加總
	NO	%	NO	%	NO	%	NO	%	NO	%	NO	%	NO	%	NO	%		
UNSAT	17	100.00%		0.00%		0.00%		0.00%		0.00%		0.00%		0.00%		0.00%	17	100.0%
NILM		0.00%	1881	99.73%	4	0.21%		0.00%	1	0.05%		0.00%		0.00%		0.00%	1886	100.0%
ASC-US		0.00%		0.00%	39	100.00%		0.00%		0.00%		0.00%		0.00%		0.00%	39	100.0%
ASC-H		0.00%		0.00%	1	50.00%	1	50.00%		0.00%		0.00%		0.00%		0.00%	2	100.0%
AGUS		0.00%		0.00%		0.00%		0.00%	2	100.00%		0.00%		0.00%		0.00%	2	100.0%
AGN		0.00%		0.00%		0.00%		0.00%		0.00%	1	100.00%		0.00%		0.00%	1	100.0%
CIN1		0.00%		0.00%	1	6.25%		0.00%		0.00%		0.00%	14	87.50%	1	6.25%	16	100.0%
HSIL		0.00%		0.00%		0.00%	1	25.00%		0.00%		0.00%		0.00%	3	75.00%	4	100.0%
總計	17	0.86%	1881	95.63%	45	2.29%	2	0.10%	3	0.15%	1	0.05%	14	0.71%	4	0.20%	1967	100.0%

	UNSAT	NILM	ASC-US	ASC-H	AGUS	AGN	LSIL	HSIL	合計
有效個案數	17	1886	39	2	2	1	16	4	1967
吻合個案數	17	1881	39	1	2	1	14	3	1958
一致率	100%	99.73%	100%	50%	100%	100%	87.50%	75.0%	99.54%

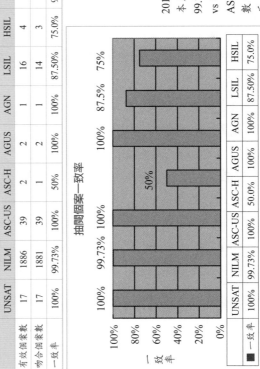

抽閾個案一致率

子抹片個案總數	1967	例
總抽檢數	348	例
總抽檢率	17.69%	
陰性個案抽檢數	1886	例
陰性個案抽檢率	14.16%	
陰性個案一致率	99.73%	
差異個案數	9	例
差異率(不一致率)	0.46%	
Major discrepancy	0	例
Minor discrepancy	9	例

MCT	v.s	DR	NO
NILM	v.s	ASC-US	4
NILM	v.s	AGUS	1
ASC-H	v.s	ASC-US	1
CIN1	v.s	CIN2	1
CIN1	v.s	ASC-US	1
CIN2	v.s	ASC-H	1
TOTAL			9

2014年3月份抹片、抹片比對結果分析

本月份總抽檢比率為 17.57%(348/1967)，陰性抽檢率14.16%，陰性個案一致率為99.73%，整體判斷差異數為9例，占有效總個案數0.46%(9/1967)。差異個案除有一例CIN1 vs CIN2外，均為atypia有關，包括NILM vs AGUS、ASC-H vs ASC-US、CIN1 vs ASC-US、CIN2 vs ASC-H，均各1例，均屬minor discrepancy，由組長行覆閱後，均屬minor discrepancy，由組長再行覆閱（如數，除藍測及邊追蹤切片之結果外，釋付原閱片人員說明及覆閱後，後續追查 其切片結果有差異個案仍須進行覆閱檢討及分析，必要得由閱片者或組長審查後或個案提某個案於討論會中討論。

委託單，與裝在容器中的組織檢體一起送到病理部。醫檢師就要依照下列作業流程：

1. 病理部收件核對無誤後，再將檢體編號處理。

2. 檢體處理的過程，首先是肉眼的觀察與測量。簡單的小切片（biopsy），通常是記錄組織塊的個數、大小、顏色與質地。然後用鑷子將組織包在特殊的濾紙中，再放入包埋盒中，以進行後續之固定、脫水、包埋處理。

3. 較複雜的大型檢體，則需專業知識，測量記錄，塗色標記、再選擇病變之部位進一步做切割，放入一或多個包埋盒中。放入包埋盒中的檢體，先浸泡於福馬林中固定，依照檢體種類與狀況、大小決定固定時間的長短。然後組織會以脫水機進行脫水，耗時十多小時，機器依序將浸泡組織的溶液進行置換，最後組織會浸泡在疏水的溶液（二甲苯石蠟溶液）中。

4. 醫檢師再將包埋盒打開，在高溫下以鑷子將脫水後的組織包埋在液態的石蠟中，石蠟冷卻變成固態，組織就被保存在蠟塊之中。這樣處理過的組織蠟塊，可以保存多年，存放於醫院中，日後病人在治療上若有需求，還可以用保存的蠟塊進行其他檢查。

5. 蠟塊製作好之後，醫檢師會以切片機從蠟塊薄切數微米（μm）厚的組織薄片，將組織薄片貼在載玻片上，經脫蠟、親水，再做最基本的蘇木紫-伊紅染色（hematoxylin-eosin stain）、脫水、脫酒精，然後加入封片膠蓋上蓋玻片封片。

6. 每天第一次染色後，都必須在顯微鏡下確認色澤、染色品質、封片品質並記錄。

7. 各式各樣的特殊染色都必須帶一個陽性control一起染，才能確保染色過程及試劑品質。

8. 台灣病理技術學會舉辦「病理實驗室染色同儕比對」。主要提升病理專業染色技術能力，並增進實驗室之間染色品質交流。

針對組織固定 → 脫水 → 切片 → 烤片 → 染色 → 封片等流程同儕比對

(二)分析中

病理組織診斷是病理醫師的主要工作，病理科醫師收到製作好的玻片，用顯微鏡觀察組織的型態，做出診斷，繕寫報告。因此醫師個人的診斷品質是很難控制，但在這個過程中可以監測一些品質管理。

1. 手術中即時診斷
   - 冰凍切片與後續診斷的一致性：
     冷凍切片報告品質控管：冷凍切片診斷影響手術中的病人甚鉅，如為惡性則必需有第二位病理主治醫師複閱並同意，每月中依據主治醫師在電腦上登錄之結果統計前一個月冷凍切片診斷與病理切片診斷有差異之案例，將其分類並統計數量，每季將結果寄給外科部及病理部醫師。

2. 最終診斷
   - 同儕複閱錯誤率。

3. 組織學與標本室監測

- 標本切取不正確、過厚。
- 蠟塊、切片標示錯誤。
- 切片不完整、過厚、脫臘不全。
- 染色品質。

(三)分析後

品質保證系統一般要求：

1. 實驗室主管負責整體品質保證系統之績效查核工作。
2. 病理醫師和醫檢師依據本科人員訓練程序所規定，經過良好之訓練，能熟悉病理檢查操作技巧及品管措施。並積極參與內部和外部的再教育訓練，以獲取病理學新知。

標準操作程序建立：

組長負責建立及維持各項檢查方法之標準操作程序及其相關設備之標準操作程序於最新版狀況，並隨時提供於工作場所予作業人員查閱。

【內部品管】

1. 紀錄的品質：針對病理報告之詳實性與適當性進行審查。
   (1)報告抄寫或繕打錯誤（拼錯字）。
   (2)報告校驗錯誤（錯誤的簽核醫師）。
   (3)報告傳送錯誤（報告遺失）。
   (4)紀錄的完整性：針對病理報告完整性，進行審查。
   - 美國癌症委員會（CoC）要求90%的癌症病理報告應使用CAP出版的摘要清單，才能有效的呈現報告完整性。
   - 病理報告制式表單的使用，可以減少醫師個人之間報告的差異。應用

表單之病理報告可以統一檢體報告格式及名詞，包括腫瘤組織型態、分化度、組織切緣是否乾淨、危險因子及AJCC TNM分期等等，可以避免人為打字錯誤或不小心漏失重要病理內容。規範只要有符合的器官、術式及診斷均應使用表單。

- 追加暨修正報告使用時機及格式審查：

病理與細胞報告是病人臨床治療的重要依據，所以當病理／細胞報告簽署後，內容有錯誤需要更正時，需要簽署修正報告。為使病理醫師在修正報告時有一致的準則，確認臨床醫師得知修正報告的訊息，確實作廢病歷上有錯誤的原始報告，與記錄監測統計修正報告的發生率。

(5)診斷結果與輔助性檢查結果的相關性

- IHC 免疫組織化學染色（immuno-histochemistry stain）。
- EM 電子顯微鏡（electron micro-scope）。
- FISH 螢光原位雜合技術（fluore-scence in situ hybridization）。
- DISH（dual color chromogenic in situ hybridization）。

(6)免疫組織化學染色

- 重染的頻率。
- 年度盤點抗體與使用頻率。
- 選用抗體的外部效驗。

(7)其他輔助性檢查的監測

- FISH、EM、分子檢查。

【外部品管】

實驗室間比對（Interlaboratory comparison）：

1. 參加病理技術學會的能力試驗，針對切片技術、一般染色、特殊染色等的品質監控。主要是了解病理組織切片醫檢師的標本製作技術品質的監控。

2. 參加台灣病理學會能力試驗，主要是評估測試病理組織切片醫檢師免疫特殊染色技術及病理醫師的診斷能力。

能力試驗型式為同步型計畫，試驗項目分為下列二種：

1. 常規性試驗項目：All RAS mutation、BRAF mutation、HER2 ISH、ALK IHC、HER2 IHC、 ER IHC、PR IHC、MMR IHC、PD-L1 IHC，共 9 項。

2. 特殊性試驗項目：EGFR mutation for FFPE 及 EGFR mutation for cfDNA，共 2 項。

【品質指標（quality indicator）的設定】

1. 報告的時效設定。

2. 與臨床診斷不符合的或不正常〈惡性〉報告的通知率。

3. 冷凍切片報告與切片報告的一致性比率。

4. 若冷凍切片及時完成率有明顯／連續下降時，應依執行矯正和（或）預防措施。

5. 任何品管相關會議都應做成相關紀錄，紀錄保存六年備查。

6. 實驗室管理階層負責定期審查各類品管結果。

危機值的通報：與細胞診斷報告相同，不像檢驗數據達到某數值會危害病人的生命安全時需發出危機值通報給臨床醫師，但也須制訂，如：

1. 不預期的病理發現或診斷。

2. 與冷凍切片報告不符合。

3. 各種意想不到的惡性腫瘤。

4. 臨床預期沒有絨毛膜絨毛（潛在的異位妊娠）。

5. 識別出法定傳染性生物。

以上項目須與臨床醫師共同制定。

四、分子病理實驗室品質管理

1. 分子病理實驗室要有 QM（品質管理 quality management）和 QC（品質控制 quality control）計畫的文件。

必須清楚明訂分子病理的 QM 和 QC 計畫。此計畫必須明確包含分析前，分析中與分析後的情況，例如病患確認，檢驗前置工作，檢體收集，確認，保存，運送與處理和及時正確的報告結果。此計畫必須能夠查明實驗室系統的問題與確認系統的進步。實驗室必須依照 QM 系統的紀錄結果，建立矯正或是預防的計畫。

2. 有及時檢查和矯正明顯記錄錯誤，分析錯誤或是不尋常檢驗結果的工作系統。常見的方法是由符合資格的個人（醫檢師，實驗室管理人，病理醫師），在結果發出去之前，重新審視結果，但不需要每個發出去的報告都重新審視。必須及時在病患做出治療決定前，提供矯正

錯誤的措施。若在報告後才發現錯誤，矯正結果必須馬上告知原醫師或是轉介實驗室。

3. 有明訂的文件說明良好的實驗室作業中檢體保存，儲存的方法。

4. 有證據可顯示實驗室有監測樣本完成檢測所需的時間，而且完成的時間對於這個檢驗欲達成的目的是合適的。

適當的檢驗完成時間會依照每個不同檢驗和臨床需求不同而有差異。在某些特殊的臨床情況下必須快速的完成檢測，遲發報告可能會造成最終選擇治療方式的困難。

5. 有數據顯示分子病理的檢查結果（例如正常和異常的比率，突變的頻率）保存，可以適當的和其他已完成的研究結果相比較。

定期審視實驗結果的數據（如陽性和陰性的比率）可以用來發現檢驗的成效或受試者之族群是否有改變。

6. 有文件措施預防檢體遺失，變質或是汙染。

7. 有文件顯示所有 DNA 探針，PCR 引子和核酸試劑的資料。

DNA 探針和 PCR 引子的重要數據應被實驗室保存，包括核酸序列的長度，完整或部分的核酸序列，染色體和目標序列之位址，突變對偶基因在特殊種族出現的頻率，基因重組的頻率，cloning vector（選殖載體），核酸水解酶作用的位置，製備的方法與相關文獻。有些商業產品並不會有上述完整的資料，因為有專利上的考量。

8. 針對會對病患的治療決定產生重要影響之檢測，有建立「危急的檢查結果」之通告機制。

適當的檢測必須建立所謂「危急的檢查結果」，醫師和其他臨床人員可以立即注意。醫檢師並須熟悉他所進行的檢測項目裡，何謂「危急的檢查結果」。

參考文獻

1. 衛生福利部國民健康署制定子宮頸抹片登記報告。

2. 衛生福利部國民健康署制定子宮頸細胞病理診斷單位認證審查作業規定。

3. 衛生福利部國民健康署制定子宮頸細胞病理診斷單位後續審查作業規定（1、2、3 中華民國96年3月27日行政院衛生署署授國字第0960300353號函公告全文）。

4. 和信治癌中心醫院解剖病理科標準作業流程，2010修訂版。

5. 新光吳火獅紀念醫院細胞病理實驗室TAF認證作業，2009修訂版。

6. 日本標準病理學第4版（Standard textbook），坂本穆彥，出版社名：醫學書院，2010年07月。

7. 日本細胞診のベ-シックサイエンスと臨床病理，坂本穆彥，出版社名：醫學書院，1995 年 10 月。

8. 日本臨床細胞學會精度保障委員會實施の手引，平成 22 年 10 月作成。

9. 台灣病理學會分子病理實驗室認證辦法。

學習評估

1. 細胞醫檢師需具備下列資格中的哪一項：
   (A)細胞檢驗技術員培訓計畫，並獲有結業證明者
   (B)具有美、英、日、加或澳等先進國家進修細胞病理學，領有合格執業執照者
   (C)具有通過THE INTERNATIONAL ACADEMY OF CYTOLOGY之考試證明者
   (D)以上皆是

2. 細胞診斷工作人員繼續教育學分要求：
   (A)每年至少有八個婦科細胞學之繼續教育學分
   (B)每年至少有十六個婦科細胞學之繼續教育學分
   (C)每年至少有二十五個醫檢繼續教育學分
   (D)以上皆錯

3. 子宮頸抹片細胞診斷單位之檢驗人員之工作量規定，一位細胞醫檢師專責抹片細胞檢驗工作量一年為：
   (A)每年 5000 件
   (B)每年 10000 件
   (C)每年 20000 件
   (D)每有限制量

4. 細胞醫檢師收到檢體時，必須
   (A)確定檢體內容和申請單上檢體名稱符合
   (B)確定申請單上病人的基本資料完全
   (C)確定檢體量或成分足夠

5. 細胞學報告簽發作業流程，下列何者為錯誤：
   (A)婦科細胞學報告系統是使用TBS系統（The Bethesda system）
   (B)當檢體不足或固定不良時，必須以文字註明在報告上
   (C)非婦科細胞學報告系統也是全部使用TBS系統（The Bethesda system）
   (D)細胞學的陰性報告是在實驗室管理者授權之下，由細胞醫檢師簽發，則必須在稍後或馬上重閱10%的婦科陰性報告

6. 建立內部成效評估方法來評估技術人員的適任性與診斷精確性，每天抽取幾%診斷為正常的片子來重新閱片：
   (A)5%　　　　(B)10%
   (C)15%　　　 (D)20%

7. 簽發新的HSIL（HIGH-GRADE SQUAMOUS INTRAEPITHELIAL LESION高度鱗狀上皮內病灶）以上的個案報告時，同時複閱其幾年的片子
   (A)1年　　　　(B)2年
   (C)3年　　　　(D)5年

8. 抹片的管理規定，子宮頸抹片陰性抹片至少需保存幾年：
   (A)3年　　　　(B)5年
   (C)10年　　　 (D)永久保存

9. 抹片的管理規定，子宮頸抹片陽性抹片至少需保存幾年：
   (A)3年　　　　(B)5年
   (C)10年　　　 (C)永久保存

(D)以上皆是

10.外科手術切除下來的組織或器官，必須
送病理組織切片檢查是依據：
(A)醫檢師法　　　(B)醫療法
(C)病理組織法　　(D)外科手術法

11.病理、細胞染色品質的監控下列敘述是
錯的：
(A)每天第一次染色後，都必須在顯微鏡
下 Check 色澤、染色品質並紀錄
(B)各式各樣的特殊染色都必須帶一個陽
性 control 一起染
(C)顯微鏡下 Check 色澤、染色品質外也
必須 Check 切片厚薄、脫蠟狀態
(D)以上皆錯

12.病理診斷可利用的輔助性檢查有：
(A)特殊染色
(B)IHC 免疫組織化學染色
(C)EM 電子顯微鏡
(D)以上皆是

13.病理組織診斷與細胞診斷報告相同也有
危機值通報，以下何者符合危機值通報
條件？
(A)不預期的病理發現或診斷
(B)各種意想不到的惡性腫瘤
(C)識別出法定傳染性生物
(D)以上皆是

解答

1.	D	8.	B
2.	A	9.	D
3.	B	10.	B
4.	D	11.	D
5.	C	12.	D
6.	B	13.	D
7.	C		

索引

英文索引

ΔSE crit　7, 8

A

AABB　76, 77, 78, 82, 89
Accreditation　3, 14, 18, 19, 109, 110
accuracy　28, 52, 105, 149, 166
alert interval　14
allowable total error　48
American Type Culture Collection (ATCC)　175
analytical measurement range (AMR)　28, 144
analytical specificity　28, 135
anteroom　158
anti-A,B　74
anti-A₁　74
anti-A₁ lectin　84
anti-D　83
antihuman globulin (AHG)　83, 84
anti-"Miᵃ" panel　79
assessment-audit　13
Association for Molecular Pathology (AMP)　177
autoclaves　148

B

Bias　3, 17, 28, 45, 65
Biological reference interval　14
biological safety cabinet　158, 168
Biopsy　193
blank　175
block temperature accuracy　166

C

certification　22

certified Reference Materials　143
chemical hood　168
CLIA'88　28, 38, 46, 177
Clinical and Laboratory Standards Institute (CLSI)　3, 5, 16, 20, 64, 65, 153
clinical laboratory　64, 178
Clinical Laboratory Improvement Amendments　3
CLSI　3, 5, 9, 16, 20, 21, 23, 28, 30, 38, 45, 47, 58, 61, 110, 116, 118, 119, 120, 122, 123, 128, 129, 130, 135, 150, 153
CLSI GP26-A3　65
CO₂ incubator　147
coefficient of variation (CV)　52, 135, 147
College of American Pathologists (CAP)　4, 89, 98, 179
Column Agglutination Technology (CAT)　79
competence　14
computerized tomography(CT)-guided biopsy　172
control rules　3
coombs control cells　83, 84
core band　167, 168
critical interval　14
customer service　9
cut-off point　3

D

defects per million: DPM　6
Deming Cycle　94
Deming wheel　5
detection of limit　173
diagnostic sensitivity　135, 151
Direct antiglobulin test (DAT)　84
DISH (Dual color chromogenic in situ

中文索引

國家圖書館出版品預行編目(CIP)資料

醫學檢驗品質管理/王貞仁，李名世，李詩
益，吳俊忠，柯建興，高照村，陳怡伶，
陳菀莉，陳瀅如，黃仰仰，黃温雅，楊淑
清，楊雅倩，蔡慧頻，謝淑珠著. -- 二版.
-- 臺北市：五南圖書出版股份有限公司，
2023.03
面；　公分

ISBN 978-626-343-396-0(平裝)

1.CST: 檢驗醫學 2.CST: 品質管理

415.12　　　　　　　　　111015054

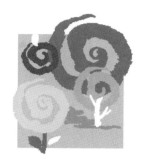

5J55

醫學檢驗品質管理

總 校 閱 — 吳俊忠(66.3)

作　　者 — 王貞仁、李名世、李詩益、吳俊忠

柯建興、高照村、陳怡伶、陳菀莉

陳瀅如、黃仰仰、黃温雅、楊淑清

楊雅倩、蔡慧頻、謝淑珠

發 行 人 — 楊榮川

總 經 理 — 楊士清

總 編 輯 — 楊秀麗

副總編輯 — 王俐文

責任編輯 — 金明芬

封面設計 — 王麗娟

出 版 者 — 五南圖書出版股份有限公司

地　　址：106台北市大安區和平東路二段339號4樓

電　　話：(02)2705-5066　　傳　　真：(02)2706-6100

網　　址：https://www.wunan.com.tw

電子郵件：wunan@wunan.com.tw

劃撥帳號：01068953

戶　　名：五南圖書出版股份有限公司

法律顧問　林勝安律師

出版日期　2014年11月初版一刷

2023年 3 月二版一刷

定　　價　新臺幣480元

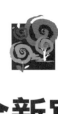
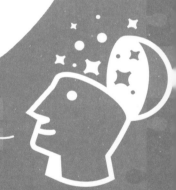

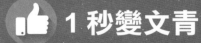

經典永恆・名著常在

五十週年的獻禮──經典名著文庫

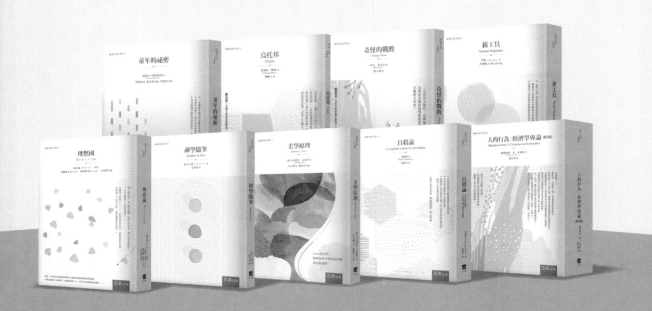

五南，五十年了，半個世紀，人生旅程的一大半，走過來了。

思索著，邁向百年的未來歷程，能為知識界、文化學術界作些什麼？

在速食文化的生態下，有什麼值得讓人雋永品味的？

歷代經典・當今名著，經過時間的洗禮，千錘百鍊，流傳至今，光芒耀人；

不僅使我們能領悟前人的智慧，同時也增深加廣我們思考的深度與視野。

我們決心投入巨資，有計畫的系統梳選，成立「經典名著文庫」，

希望收入古今中外思想性的、充滿睿智與獨見的經典、名著。

這是一項理想性的、永續性的巨大出版工程。

不在意讀者的眾寡，只考慮它的學術價值，力求完整展現先哲思想的軌跡；

為知識界開啟一片智慧之窗，營造一座百花綻放的世界文明公園，

任君遨遊、取菁吸蜜、嘉惠學子！